**Treino cognitivo
de planejamento**

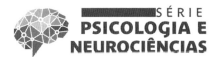

SÉRIE
PSICOLOGIA E NEUROCIÊNCIAS

EDITORES DA SÉRIE
Cristiana Castanho de Almeida Rocca
Telma Pantano
Antonio de Pádua Serafim

Treino cognitivo de planejamento

AUTORAS
Fernanda Mariotti Marques
Juliana Emy Yokomizo
Graça Maria Ramos de Oliveira

Copyright © Editora Manole Ltda., 2020, por meio de contrato com os editores e as autoras.

A edição desta obra foi financiada com recursos da Editora Manole Ltda., um projeto de iniciativa da Fundação Faculdade de Medicina em conjunto e com a anuência da Faculdade de Medicina da Universidade de São Paulo – FMUSP.

Logotipos   *Copyright* © Faculdade de Medicina da Universidade de São Paulo
             Copyright © Hospital das Clínicas – FMUSP
             Copyright © Instituto de Psiquiatria

Editora gestora: Sônia Midori Fujiyoshi
Editora: Juliana Waku
Projeto gráfico: Departamento Editorial da Editora Manole
Capa: Ricardo Yoshiaki Nitta Rodrigues
Editoração eletrônica: HiDesign
Ilustrações: Freepik, iStockphoto

CIP-Brasil. Catalogação na publicação
Sindicato Nacional dos Editores de Livros, RJ

M317t

    Marques, Fernanda Mariotti
        Treino cognitivo de planejamento / Fernanda Mariotti Marques, Juliana Emy Yokomizo, Graça Maria Ramos de Oliveira. - 1. ed. - Barueri [SP] : Manole, 2020.
        ; 23 cm. (Psicologia e neurociências)

        Inclui bibliografia e índice
        ISBN 9788520461761

        1. Neuropsiquiatria. 2. Funções executivas (Neuropsicologia). 3. Terapia cognitiva. I. Yokomizo, Juliana Emy. II. Oliveira, Graça Maria Ramos de. III. Título. IV. Série.

20-63839   CDD: 612.823
                                CDU: 612.821.3

Meri Gleice Rodrigues de Souza - Bibliotecária CRB-7/6439

Todos os direitos reservados.
Nenhuma parte deste livro poderá ser reproduzida, por qualquer processo, sem a permissão expressa dos editores. É proibida a reprodução por fotocópia.
A Editora Manole é filiada à ABDR – Associação Brasileira de Direitos Reprográficos.

1ª edição – 2020; 1ª reimpressão – 2022; 2ª reimpressão – 2023; 3ª reimpressão – 2024

Editora Manole Ltda.
Alameda Rio Negro, 967, conj. 717
Alphaville Industrial – Barueri – SP - Brasil
CEP: 06454-000
Fone: (11) 4196-6000
www.manole.com.br | https://atendimento.manole.com.br/

Impresso no Brasil
Printed in Brazil

EDITORES DA
SÉRIE PSICOLOGIA E NEUROCIÊNCIAS

Cristiana Castanho de Almeida Rocca

Psicóloga Supervisora do Serviço de Psicologia e Neuropsicologia, e em atuação no Hospital Dia Infantil do Instituto de Psiquiatria do Hospital das Clínicas da Faculdade de Medicina da Universidade de São Paulo (IPq-HCFMUSP). Mestre e Doutora em Ciências pela FMUSP. Professora Colaboradora na FMUSP e Professora nos cursos de Neuropsicologia do IPq-HCFMUSP.

Telma Pantano

Fonoaudióloga e Psicopedagoga do Serviço de Psiquiatria Infantil do Hospital das Clínicas da Faculdade de Medicina da Universidade de São Paulo (HCFMUSP). Vice-coordenadora do Hospital Dia Infantil do Instituto de Psiquiatria do HCFMUSP e especialista em Linguagem. Mestre e Doutora em Ciências e Pós-doutora em Psiquiatria pela FMUSP. Master em Neurociências pela Universidade de Barcelona, Espanha. Professora e Coordenadora dos cursos de Neurociências e Neuroeducação pelo Centro de Estudos em Fonoaudiologia Clínica.

Antonio de Pádua Serafim

Professor do Departamento de Psicologia da Aprendizagem, do Desenvolvimento e da Personalidade e Professor do Programa de Neurociências e Comportamento no Instituto de Psicologia da Universidade de São Paulo (IP-USP). Diretor Técnico de Saúde do Serviço de Psicologia e Neuropsicologia e do Núcleo Forense do Instituto de Psiquiatria do Hospital das Clínicas da Faculdade de Medicina da Universidade de São Paulo (IPq-HCFMUSP) entre 2014 e 2022.

AUTORAS

Fernanda Mariotti Marques
Psicóloga especialista em Neuropsicologia pelo Instituto de Psiquiatria do Hospital das Clínicas da Faculdade de Medicina da Universidade de São Paulo (IPq-HCFMUSP). Neuropsicóloga Colaboradora do Programa Terceira Idade (PROTER) do IPq-HCFMUSP. Neuropsicóloga Moderadora do Grupo de Estimulação Cognitiva na Enfermaria Agudos do IPq-HCFMUSP.

Juliana Emy Yokomizo
Doutora em Ciências pela Faculdade de Medicina da Universidade de São Paulo (FMUSP). Especialista em Neuropsicologia e em Psicologia Hospitalar pelo IPq-HCFMUSP. Psicóloga Encarregada do Serviço de Psicologia e Neuropsicologia do IPq-HCFMUSP. Pesquisadora colaboradora do Programa Terceira Idade (PROTER) do IPq-HCFMUSP. Psicóloga Responsável pela Enfermaria Geriátrica do IPq-HCFMUSP.

Graça Maria Ramos de Oliveira
Psicóloga Especialista em Psicologia Hospitalar pelo Conselho Federal de Psicologia (CFP). Especialista em Psicoterapia Psicodinâmica – Intervenção Institucional e Clínica de Adultos do Instituto Sedes Sapientiae. Psicóloga Supervisora do Serviço de Psicologia e Neuropsicologia do Instituto de Psiquiatria do Hospital das Clínicas da Faculdade de Medicina da Universidade de São Paulo (IPq-HCFMUSP). Psicóloga Responsável pela Enfermaria Agudos e Psicóloga Colaboradora junto ao Projeto de Esquizofrenia (PROJESQ) no IPq-HCFMUSP.

DEDICATÓRIA

Dedicamos este manual aos nossos colegas do Instituto de Psiquiatria e ao Serviço de Psicologia e Neuropsicologia por possibilitarem o desenvolvimento deste projeto.

Em especial aos nossos pacientes que, ao executarem as tarefas, nos ajudaram a aprimorar o resultado final.

SUMÁRIO

Apresentação da Série XIII

Introdução 1
Embasamento teórico preparatório para as tarefas 5
Treinos 8
    Treino 1 – Treino do bom dia.. 9
    Treino 2 – Treino de organização da agenda.............................. 10
    Treino 3 – Treino da tabela de remédios...................................... 12
    Treino 4 – Treino da lista de compras 13
    Treino 5 – Treino do bolo de cenoura... 14
    Treino 6 – Treino do pedido por *delivery* 16
    Treino 7 – Treino Labirintos 17
    Treino 8 – Treino do metrô... 18
    Treino 9 – Treino "Planejando uma viagem"............................... 20
    Treino 10 – Treino da mala de viagem 21
    Treino 11 – Treino "Planejando um dia em Ilha Grande"........... 22
    Treino 12 – Treino "Organizando rotina e trajeto"...................... 24
Ficha de Avaliação da Atividade 27
Referências bibliográficas... 29
Índice remissivo... 31
Slides 33

APRESENTAÇÃO DA SÉRIE

O processo do ciclo vital humano se caracteriza por um período significativo de aquisições e desenvolvimento de habilidades e competências, com maior destaque para a fase da infância e adolescência. Na fase adulta, a aquisição de habilidades continua, mas em menor intensidade, figurando mais a manutenção daquilo que foi aprendido. Em um terceiro estágio, vem o cenário do envelhecimento, que é marcado principalmente pelo declínio de várias habilidades. Este breve relato das etapas do ciclo vital, de maneira geral, contempla o que se define como um processo do desenvolvimento humano normal, ou seja, adquirimos capacidades, estas são mantidas por um tempo e declinam em outro.

No entanto, quando nos voltamos ao contexto dos transtornos mentais, é preciso considerar que tanto os sintomas como as dificuldades cognitivas configuram-se por impactos significativos na vida prática da pessoa portadora de um determinado quadro, bem como de sua família. Dados da Organização Mundial da Saúde (OMS) destacam que a maioria dos programas de desenvolvimento e da luta contra a pobreza não atinge as pessoas com transtornos mentais. Por exemplo, 75 a 85% dessa população não têm acesso a qualquer forma de tratamento da saúde mental. Deficiências mentais e psicológicas estão associadas a taxas de desemprego elevadas a patamares de 90%. Além disso, essas pessoas não têm acesso a oportunidades educacionais e profissionais para atender ao seu pleno potencial.

Os transtornos mentais representam uma das principais causas de incapacidade no mundo. Três das dez principais causas de incapacidade em pessoas entre as idades de 15 e 44 anos são decorrentes de transtornos mentais, e as outras causas são muitas vezes associadas com estes transtornos. Estudos tanto prospectivos quanto retrospectivos enfatizam que de maneira geral os transtornos mentais começam na infância e adolescência e se estendem à idade adulta.

Tem-se ainda que os problemas relativos à saúde mental são responsáveis por altas taxas de mortalidade e incapacidade, tendo participação em cerca de 8,8 a 16,6% do total da carga de doença em decorrência das condições de saúde em países de baixa e média renda, respectivamente. Podemos citar como exemplo a ocorrência da depressão, com projeções de ser a segunda maior causa de incidência de doenças em países de renda média e a terceira maior em países de baixa renda até 2030, segundo a OMS.

Entre os problemas prioritários de saúde mental, além da depressão estão a psicose, o suicídio, a epilepsia, as síndromes demenciais, os problemas decorrentes do uso de álcool e drogas e os transtornos mentais na infância e adolescência. Nos casos de crianças com quadros psiquiátricos, estas tendem a enfrentar dificuldades importantes no ambiente familiar e escolar, além de problemas psicossociais, o que por vezes se estende à vida adulta.

Considerando tanto os declínios próprios do desenvolvimento normal quanto os prejuízos decorrentes dos transtornos mentais, torna-se necessária a criação de programas de intervenções que possam minimizar o impacto dessas condições. No escopo das ações, estas devem contemplar programas voltados para os treinos cognitivos, habilidades socioemocionais e comportamentais.

Com base nesta argumentação, o Serviço de Psicologia e Neuropsicologia do Instituto de Psiquiatria do Hospital das Clínicas da Faculdade de Medicina da Universidade de São Paulo, em parceria com a Editora Manole, apresenta a série Psicologia e Neurociências, tendo como população-alvo crianças, adolescentes, adultos e idosos.

O objetivo desta série é apresentar um conjunto de ações interventivas voltadas para pessoas portadoras de quadros neuropsiquiátricos com ênfase nas áreas da cognição, socioemocional e comportamental, além de orientar pais e professores.

O desenvolvimento dos manuais da Série foi pautado na prática clínica em instituição de atenção a portadores de transtornos mentais por equipe multidisciplinar. O eixo temporal das sessões foi estruturado para 12 encontros, os quais poderão ser estendidos de acordo com a necessidade e a identificação do profissional que conduzirá o trabalho.

Destaca-se que a efetividade do trabalho de cada manual está diretamente associada à capacidade de manejo e conhecimento teórico do profissional em relação à temática a qual o manual se aplica. O objetivo não representa a ideia de remissão total das dificuldades, mas sim da possibilidade de que o paciente e seu familiar reconheçam as dificuldades peculiares de cada quadro e possam desenvolver estratégias para uma melhor adequação à sua realidade. Além disso, ressaltamos que os diferentes manuais podem ser utilizados em combinação.

CONTEÚDO COMPLEMENTAR

Os *slides* coloridos (pranchas) em formato PDF para uso nas sessões de atendimento estão disponíveis em uma plataforma digital exclusiva. Acesse o *site* ou utilize o QR code abaixo e faça seu cadastro utilizando o *voucher* (usar letras maiúsculas).

manoleeducacao.com.br/conteudo-complementar/saude

(*Voucher*: PLANEJANDO)

> Durante o processo de edição desta obra, foram tomados todos os cuidados para assegurar a publicação de informações precisas e de práticas geralmente aceitas. Do mesmo modo, foram empregados todos os esforços para garantir a autorização das imagens aqui reproduzidas. Caso algum autor sinta-se prejudicado, favor entrar em contato com a editora.
>
> Os autores e os editores eximem-se da responsabilidade por quaisquer erros ou omissões ou por quaisquer consequências decorrentes da aplicação das informações presentes nesta obra. É responsabilidade do profissional, com base em sua experiência e conhecimento, determinar a aplicabilidade das informações em cada situação.

INTRODUÇÃO

Vive-se um momento de grande expansão no conhecimento científico sobre os mecanismos operados pelo cérebro. Clínicos têm buscado transpor esses conhecimentos para a prática com seus pacientes.

Muito se sabe sobre os mecanismos neurais que causam impacto na maneira como se processam informações. Os domínios cognitivos são vastamente estudados e diversos modelos teóricos foram formulados nas últimas décadas a fim de explicar de que maneira o cérebro recebe, trabalha e produz dados. Em termos terapêuticos, todavia, poucos avanços foram feitos no desenvolvimento de medicações que pudessem potencializar a cognição; além disso, levanta-se o risco que o uso indiscriminado pode causar na população geral.

Por conta disso, tem havido um crescente interesse da comunidade científica em estudos de reabilitação neuropsicológica. Sua vertente moderna tem raízes, segundo Gonçalves[1], na Segunda Guerra Mundial, com pesquisas sobre formas de treinamento e estratégias de compensação. Posteriormente, foi desenvolvida a integração de intervenções terapêuticas, que envolviam tanto aspectos cognitivos quanto subjetivos, como a emoção e a motivação.

Para Wilson[2], a reabilitação neuropsicológica se preocupa com a melhora dos déficits cognitivos, emocionais, psicossociais e comportamentais, e está centrada principalmente em uma abordagem de planejamento de metas em parceria com a pessoa alvo da reabilitação, sua família e profissionais que a atende. Existe um reconhecimento generalizado de que a cognição, a emoção e o funcionamento psicossocial estão interligados e todos devem ser alvo de reabilitação.

A reabilitação também pode ter caráter compensatório, como nos casos de demência em que este trabalho visa fortalecer funções cognitivas preservadas a fim de compensar uma função deficitária, ou mesmo realizar adaptações no ambiente para que o sujeito se mantenha o mais funcional possível.

De modo geral, todos os aspectos da cognição, bem como o comportamento, podem ser passíveis de reabilitação. Sabe-se que os domínios cognitivos operam de maneira integrada, ainda que em sistemas distintos. Consideradas como as mais complexas do comportamento, as funções executivas (FE) são fundamentais para a realização tanto de tarefas práticas do dia a dia quanto de trabalhos mais complexos.

Para Lezak et al.[3], as FE consistem na capacidade de responder de modo adequado a situações novas e são a base para as habilidades cognitivas, emocionais e sociais. Pode-se dizer que elas possuem quatro componentes básicos: volição, planejamento, ação intencional e desempenho efetivo.

Com o embasamento teórico desenvolvido até os dias de hoje, pode-se pensar como uma boa capacidade de planejamento, um dos componentes básicos da FE, ajudaria no melhor funcionamento no dia a dia. A partir dessa questão central, pode-se tentar responder a outras perguntas específicas. É possível ensinar e desenvolver estratégias cognitivas desde os primeiros anos de idade? Essas estratégias melhoram o autocontrole? Ajudam a ter melhor organização e a ser mais eficiente em vários aspectos da vida?

Um dos estudos mais conhecidos e clássicos, o teste do *marshmallow*[4], de 1960, realizado por psicólogos da Universidade de Stanford, consistia em colocar crianças em uma sala sozinhas com um *marshmallow* e orientar que se não os comessem depois de 15 minutos, seriam recompensados com dois *marshmallows*. Essas crianças foram acompanhadas ao longo da vida e o teste comprovou que as crianças que não conseguiram esperar pelo segundo *marshmallow* tiveram maior chance de apresentar diversos problemas de controle dos impulsos ao longo da vida, como maior índice de massa corporal, consumo abusivo de substâncias (álcool e drogas) e baixa autoestima.

O que esse estudo ensinou?

- Aquelas crianças que haviam esperado pelo segundo doce tinham tirado notas mais altas no vestibular e tinham mais amigos.
- O autocontrole previa com muito mais precisão a ocorrência de sucesso e ajustamento – e esse autocontrole se mostrou mais eficiente do que QI ou condição social.

Para Walter Mischel, autor do livro *O teste do marshmallow*, o autocontrole melhora muito as chances de êxito, nos ajudando a fazer escolhas difíceis e a sustentar o esforço necessário para alcançar os objetivos. A eficácia do processo depende não só das habilidades, mas também da internalização dos objetivos e valores que norteiam a jornada, assim como de motivações bastante fortes para superar os obstáculos ao longo do caminho (Mischel, 2016, p.13).

Segundo Goldberg *apud* Dias et al.[5], déficits em FE podem ser considerados os mais comprometedores para o comportamento humano. O déficit dessas funções pode estar relacionado a transtornos psiquiátricos, demências, lesões traumáticas, entre outras condições.

Assim, dificuldades em planejar, organizar e resolver problemas de forma eficaz aumentam o risco de se fazer um mau julgamento ou tomar decisões de forma precipitada, com pouca reflexão e em curto período de tempo.

Sendo assim, as FE representam uma constelação de habilidades cognitivas que orientam o comportamento para objetivos e são fundamentais para a capacidade de se adaptar a um mundo em constante mudança. Um trabalho de intervenção em FE deve promover estratégias de autorregulação por meio do uso de autoinstruções verbais, autoquestionamento e automonitoramento[6].

Funções executivas vs. memória operacional e planejamento

Dentro das FE, pode-se dizer que a manutenção da memória operacional (*working memory*) é fundamental para o funcionamento diário. O termo memória operacional refere-se à capacidade de armazenar e manipular informações durante breves períodos de tempo. Ao se estabelecer uma conversação, por exemplo, com um amigo, é preciso lembrar o que foi dito por ele e como responder quando ele está falando.

Alguns aspectos sobre a memória operacional foram bem estabelecidos nas últimas décadas. Sabe-se que ela é um sistema de memória formado por componentes individuais que interagem entre si. Tais componentes têm a função de reservar e transformar informações durante a execução de atividades cognitivas, agindo como uma ponte temporária entre representações mentais externas e internas. Alguns estudos sugerem que a memória operacional coordena informações em dois estoques independentes que decodificam de maneira independente estímulos verbais e estímulos visuoespaciais[7].

Um estudo que avaliou o desempenho cognitivo de crianças a partir de 4 anos de idade encontrou uma alta associação entre tarefas visuoespaciais de memória de curto prazo e memória operacional, comprovando que tarefas visuoespaciais (como encontrar a localização em mapas) também envolvem FE. Em contrapartida, déficits em memória operacional estão associados a dificuldades de aprendizagem, problemas na regulação comportamental e a outras deficiências cognitivas, como a manutenção da atenção e o pensamento abstrato[7].

Assim como a memória operacional, a capacidade de planejamento é outro aspecto muito importante das FE, sendo parte essencial na reabilitação contemporânea[8]. O conceito de planejamento envolve a identificação e a organização dos passos e elementos necessários para levar a cabo uma intenção ou alcançar um objetivo[3]. Para planejar, é necessário que uma série de capacidades estejam preservadas. Deve-se ser capaz de idealizar mudanças a partir das circunstâncias presentes e observar o ambiente de maneira objetiva, podendo assim olhar também sua relação com o ambiente sob uma perspectiva abstrata. É necessário também ser capaz de imaginar e ponderar alternativas, fazer escolhas, além de sequenciar e hierarquizar ideias necessárias para colocar um plano em prática[3].

Uma revisão sistemática buscou identificar se os ensaios clínicos randomizados e controlados de reabilitação em planejamento de fato eram eficazes[9]. Os principais achados indicaram que, até o momento atual, diferenças e limitações significativas na metodologia dos estudos de intervenção dificultam a generalização dos achados. Apesar disso, alguns ensaios sugeriram que intervenções usando técnicas de planejamento (como o treino de gerenciamento de metas, que será descrito adiante) garantiam maior aderência ao tratamento de saúde como um todo e poderiam estar diretamente relacionadas a uma significativa melhora na funcionalidade em alguns aspectos como tarefas diárias que utilizassem lápis de papel.

EMBASAMENTO TEÓRICO PREPARATÓRIO PARA AS TAREFAS

As tarefas foram desenvolvidas com base na técnica do treino em gerenciamento de metas, cujo nome original é *goal management training* (GMT)[10]. Essa técnica foi baseada na teoria de John Duncan, professor de neurociências da Universidade de Cambridge. Para ele, a maior parte do comportamento desorganizado em pessoas com disfunção em córtex frontal pode ser atribuída à dificuldade em preparar e executar listas de objetivos, ou seja, o desmembramento de passos necessários para alcançar uma meta. Inicialmente, foi utilizada em pacientes com disfunção executiva, ou seja, a pessoa tem dificuldades em planejar ou organizar rotinas e atividades, que exijam tarefas múltiplas, pode fazer maus julgamentos ou tomar decisões precipitadas, ter dificuldades em concentração e na resolução de problemas, rigidez e inflexibilidade mental.

O principal objetivo do GMT é interromper o comportamento em curso, alheio à tarefa a ser realizada, a fim de definir hierarquias e objetivos[11]. Seu monitoramento é realizado por meio de material instrucional, tarefas interativas, discussão do cotidiano e tarefas de casa. Durante a execução da tarefa, o objetivo é que a pessoa monitore seu desempenho, checando os passos que determinou para a execução da atividade e reduzindo a possibilidade de erros, flexibilizando e solucionando possíveis problemas detectados.

O procedimento GMT original engloba cinco etapas de treinamento, cada um enfatizando um aspecto importante da meta dirigida para o comportamento: 1) parar e orientar a consciência para o estado real da situação; 2) definir o objetivo da tarefa; 3) listar a tarefa em subetapas; 4) aprender os passos; 5) conferir se o resultado das ações corresponde à meta estabelecida[10]. Em nosso trabalho elaboramos uma versão com um passo extra, que estaria entre o 4 e o 5 do GMT original. Tal etapa consiste em colocar em prática, sinalizando assim com mais clareza que, antes de conferir se deu certo, é necessário colocar o plano em ação.

A proposta de monitoramento dos ganhos obtidos na reabilitação e as formas de se observar as melhorias reais do paciente levam em conta que prejuízos nas FE impedem o paciente de ser capaz de monitorar seu comportamento para a execução de uma tarefa, mesmo que ela tenha sido previamente compreendida.

Dessa maneira, todas as sessões de treino começam com a apresentação dos passos do GMT. O problema a ser trabalhado é definido em cada sessão, a partir de consenso entre os terapeutas e os pacientes, visando sempre ao treino de atividades que tenham utilidade prática no dia a dia (por exemplo, construir uma tabela para organizar os horários dos remédios, fazer uma lista de supermercado, mapear um percurso a ser realizado).

> **Pare e pense**
> (Concentrar na tarefa)
>
> **Defina**
> (Qual o meu objetivo?)
>
> **Faça uma lista**
> (Quais são os passos necessários?)
>
> **Aprenda os passos**
> (O que preciso saber sobre os passos?)
>
> **Coloque em prática!**
> (Momento de agir)
>
> **Confira**
> (Alcancei o objetivo? Que dificuldades surgiram? O que posso fazer para melhorar?)

Sugestão de mediação

Este cartão pode ser lido em voz alta pelo profissional ou pelo(s) participante(s). Uma breve discussão sobre cada um deles é incentivada. São apresentadas a seguir algumas questões que podem contribuir com esta etapa inicial da sessão:

1. "Pare e pense" na tarefa ou problema em questão: o que significa parar e pensar? Tem a ver com concentração? O que nos atrapalha na hora de nos

concentrarmos? O que podemos fazer para melhorar nossa concentração por alguns instantes? O lugar em que estamos pode melhorar ou atrapalhar nossa concentração?

2. "Defina" o objetivo, "limpando" questões secundárias ou irrelevantes. Qual o seu objetivo? Vamos tentar deixar o objetivo o mais claro e específico possível? Pensando em seu objetivo, você conseguiria estabelecer uma meta ou um prazo para alcançá-lo? Nesta etapa, enfatizamos que o objetivo precisa ser específico para aumentar a chance de avaliar se conseguiu alcançá-lo ou não: assim, um objetivo que seja "Quero melhorar meu bem-estar" fica pouco claro e específico. Trocá-lo por algo como "Quero incluir meditações na minha rotina diária" ou "Quero me matricular na aula de natação" ou "Quero passar 1 hora por dia brincando com meus filhos" pode ser muito mais específico e facilita o estabelecimento dos passos, que é o tópico seguinte.

3. "Faça uma lista" dos passos necessários para chegar ao objetivo. O que você precisa fazer em primeiro lugar para atingir sua meta? E em segundo lugar? E em terceiro? E assim por diante. A lista de passos também deve ser bastante específica. Objetivos que demandem um planejamento financeiro (por exemplo, fazer um curso de idiomas) devem incluir esse aspecto na lista de passos. Assim, "Economizar R$ 100 por mês" pode ser um exemplo de passo a ser detalhado neste item.

4. "Aprenda" e/ou identifique o que é necessário saber para colocar os passos em prática. Este tópico envolve todos os aspectos essenciais e que não devem ser negligenciados para alcançar o objetivo. Utilizando o exemplo acima de "Quero passar 1 hora por dia brincando com meus filhos", no item "Aprenda" pode-se colocar os melhores horários na rotina do paciente e na rotina dos filhos em que se pode colocar essa hora de brincadeiras.

5. "Coloque em prática", ou seja, execute a tarefa. Este item é autoexplicativo. Após parar e pensar, delinear o objetivo, listar os passos e aprender detalhes importantes sobre eles, deve-se incentivar o paciente a colocar tudo isso em prática. Este é o item que sai do planejamento mental para a ação, e é crucial, uma vez que muitas vezes ocorre de termos um objetivo muito claro em nossa cabeça, mas não conseguimos nos movimentar para alcançá-lo.

6. "Confira" a tarefa em andamento e avalie se o objetivo foi alcançado. As perguntas exemplificadas no cartão (Alcancei o objetivo? Que dificuldades surgiram? O que posso fazer para melhorar em uma próxima vez?) são incentivadas, uma vez que trabalham a capacidade de automonitorização e a autocrítica.

TREINOS

A seguir encontram-se as regras gerais para todos os treinos. Cada treino pode ser realizado com aplicação individual ou em grupo, sugerindo apenas adaptações ao ler as instruções.

Para tal, salienta-se o cuidado ao entregar o modelo correto (A, B ou C) de acordo com o grau de dificuldade estimado que cada participante poderá realizar. Em caso de dúvidas, a sugestão é que se comece do modelo mais fácil (A), tentando partir para os mais difíceis (B e C, respectivamente) nos próximos treinos.

Caso um participante questione por que outros estão fazendo modelos diferentes, o terapeuta pode explicar que todos farão o mesmo exercício, porém em graus adaptados de dificuldade. É importante incentivar que cada um se concentre apenas em fazer o melhor possível, sem tentar comparar seu desempenho com o dos demais, uma vez que cada um tem seus pontos de maior ou menor facilidade. Pode-se também lembrar que o grau de dificuldade pode variar a cada sessão de treino, dependendo do tipo de tarefa a ser realizada.

- **Orientação inicial:** todos os treinos começam com a leitura e a discussão dos passos do GMT, apresentados no tópico anterior.
- **Leitura da tarefa:** a atividade a ser executada é explicada. Faz-se uma rodada de discussão para verificar se todos entenderam a tarefa e como imaginam que se sairão. Vale perguntar, por exemplo, qual nota de 0 a 10 eles preveem que obterão, sendo 0 a nota equivalente a não conseguir fazer nada da tarefa e 10 a nota equivalente a conseguir fazer a tarefa da maneira mais eficiente possível (sem erros e com bom tempo total).
- **Níveis:** cada atividade pode ter dois ou três níveis de dificuldade. Os níveis são identificados na folha de resposta como A (fácil), B (intermediário) ou C (difícil).

- **Mediação final:** após cada atividade, incentiva-se realizar uma discussão sobre como cada participante avalia seu próprio desempenho. Quanto mais detalhadamente o participante conseguir descrever a maneira como planejou realizar a atividade, melhor. Para isso, vale a pena fazer novamente a pergunta da nota de 0 a 10, desta vez considerando o desempenho real. Fazer um comparativo entre a nota que o participante havia dado para si mesmo antes e após fazer a tarefa é uma boa maneira de avaliar a capacidade de autocrítica.
- **Nota final:** os materiais visuais de cada treino foram desenvolvidos para este manual, buscando reproduzir situações do dia a dia de maneira ecológica. Por exemplo, a seguir há uma agenda de compromissos, um panfleto de supermercado, um panfleto de comida por *delivery*, mapa do metrô, entre outros. Diversos desses materiais podem ser – e incentiva-se que sejam – acompanhados ou substituídos por materiais reais, de acordo com o que estiver disponível em cada contexto. Desde modo, o terapeuta pode providenciar panfletos de um mercado do bairro ou um mapa de trânsito de sua cidade, oferecendo assim a chance de o paciente ter uma experiência com materiais reais que ele possa de fato utilizar em seu cotidiano.

Treino 1 – Treino do bom dia

Funções trabalhadas: planejamento, memória operacional, atenção.
Objetivo: nesta atividade, cada participante deverá fazer um cronograma de um dia (do momento em que acorda até quando for dormir) incluindo atividades de que goste.

Instruções

"Hoje vocês irão elaborar um cronograma para um dia, do horário em que vocês acordarem até a hora de dormir, incluindo atividades de que vocês gostem. Aqui vocês podem utilizar a imaginação de vocês, e a única regra é que todas as atividades planejadas devem ser possíveis de ser realizadas. Agora vou entregar as folhas em que vocês irão elaborar o cronograma" [entregar a folha de resposta para a pessoa de acordo com o nível de dificuldade de cada um].

"Antes de começar, vamos ler as instruções que estão no cabeçalho" [ler a instrução de acordo com o modelo entre parênteses, adaptado para o grau de capacidade de cada pessoa]:

- Quem está com o modelo A possui um modelo de cronograma que já tem algumas atividades básicas descritas como acordar, tomar café da manhã, almoçar, jantar e dormir. Vocês deverão preencher os horários e completar o cronograma com atividades de que vocês gostem (ver *Slide* 1.1).
- Quem está com o modelo B possui um modelo de cronograma estruturado, com espaço para preencher o horário e a atividade (ver *Slide* 1.2).
- Quem está com o modelo C irá receber uma folha em branco e deverá criar o seu próprio cronograma com as atividades (ver *Slide* 1.3).

Ao terminar a atividade, entregue uma cópia ou discuta a Ficha de Avaliação da Atividade.

Para casa

"Como você organiza sua rotina? Utilize o modelo para descrever suas atividades e como pode tornar seu dia a dia mais interessante, incluindo novas tarefas e/ou lazer."

Treino 2 – Treino de organização da agenda

Funções trabalhadas: planejamento, atenção.

Objetivo: nesta atividade o paciente deverá marcar uma consulta médica. Para isso irá observar sua agenda, onde constam alguns compromissos, e a agenda da clínica médica. A partir dessa observação, irá encontrar um horário que esteja livre tanto para ele quanto para o médico. Algumas regras são apontadas antes do início do grupo: para chegar à clínica, o participante demora 1 hora; os compromissos marcados nas agendas não podem ser alterados.

Instruções

"A tarefa de hoje tem como objetivo nos ajudar a desenvolver nossa capacidade de planejamento e atenção. O objetivo da atividade de hoje é marcar uma consulta médica. Quem aqui costuma marcar a própria consulta? Quem precisa de ajuda?" [Aguardar as respostas ou estimulá-las.]

"Agora irei entregar uma folha onde constam duas agendas" [entregar a folha de resposta para a pessoa de acordo com o nível de dificuldade de cada um]. "A agenda de cima é a sua agenda, onde estão escritos alguns compromissos que vocês já possuem, como ginástica, cinema. Essas atividades não podem ser alteradas. A agenda de baixo é a do médico, onde estão marcados os pacientes dele. Devemos lembrar que, para chegar à clínica, vocês irão demorar 1 hora. Lembrem-se de reservar também esse horário."

"Antes de começar, vamos ler as instruções que estão no cabeçalho" [ler a instrução de acordo com o modelo entre parênteses, adaptado para o grau de capacidade de cada pessoa]:

- Quem está com o modelo A irá marcar uma consulta médica, que tem duração de 1 hora, em qualquer dia da semana (ver *Slides* 2.1 a 2.3).
- Quem está com o modelo B deverá marcar duas consultas, com duração de 1 hora e em dias diferentes da semana (ver *Slides* 2.4 a 2.6).
- Quem está com o modelo C também irá marcar duas consultas com duração de 1 hora e em dias diferentes da semana, mas a sua agenda de compromissos estará mais cheia (ver *Slides* 2.7 a 2.9).

"Antes de começar a escrever, observem com atenção as duas agendas. Não se esqueçam de reservar o tempo de 1 hora para chegar à clínica."

Ao terminar a atividade, entregue uma cópia ou discuta a Ficha de Avaliação da Atividade.

Para casa

"Como você organiza seus compromissos? Algumas pessoas mantêm uma agenda, outras anotam em um calendário bem visível. Escolha uma maneira de anotar os próximos compromissos que você terá. Você pode também incluir os compromissos de outras pessoas de sua família."

Treino 3 – Treino da tabela de remédios

Funções trabalhadas: planejamento, atenção.

Objetivo: nesta atividade o paciente deverá, com o auxílio de um cronograma já elaborado, planejar os horários em que deverá tomar as medicações fictícias.

Instruções

"Na atividade de hoje vamos trabalhar o planejamento e a atenção. Vocês irão elaborar uma programação para tomar medicações fictícias. Acredito que todo mundo aqui já se esqueceu de tomar o remédio alguma vez. Quando temos que tomar remédio por um longo período, uma dica importante para não esquecer é tomar sempre no mesmo horário. Quando tomamos mais de um remédio, também devemos nos atentar para não confundi-los. Agora irei entregar para vocês esta folha que contém os horários de um dia (24 horas)" [entregar a folha de resposta para a pessoa de acordo com o nível de dificuldade de cada um]. "Vocês devem preencher o horário em que irão tomar as medicações."

"Antes de começar, vamos ler as instruções que estão no cabeçalho" [ler a instrução de acordo com o modelo entre parênteses, adaptado para o grau de capacidade de cada pessoa]:

- Quem está com o modelo A irá escolher os horários para tomar o Doniex, e sua posologia é de um comprimido a cada 12 horas (ver *Slides* 3.1 e 3.2).
- Quem está com o modelo B irá escolher os horários para tomar duas medicações: o Doniex, um comprimido a cada 12 horas, e o Lorinex, um comprimido a cada 8 horas (ver *Slides* 3.3 e 3.4).
- Quem está com o modelo C irá escolher os horários para tomar três medicações: o Doniex, um comprimido a cada 12 horas, o Lorinex, um comprimido a cada 8 horas, e o Nuvorti, um comprimido a cada 12 horas. No entanto, deve lembrar que o Doniex e o Nuvorti devem ser administrados com intervalo de 4 horas entre eles (ver *Slides* 3.5 e 3.6).

Ao terminar a atividade, entregue uma cópia ou discuta a Ficha de Avaliação da Atividade.

Para casa

"Você toma remédios regularmente? Quando você precisa tomar remédios, como você se organiza para lembrar os horários?"

Treino 4 – Treino da lista de compras

Funções trabalhadas: planejamento, memória de trabalho operacional.
Objetivo: nesta atividade o participante deverá organizar uma lista de compras utilizando panfletos de supermercado. O objetivo é comprar alimentos ou produtos suficientes para um determinado período de tempo.

Instruções
Ver *Slides* 4.1 e 4.2.

"A tarefa de hoje tem como objetivo nos ajudar a desenvolver nossa capacidade de planejamento. Vamos fazer uma lista de compras, atividade muito comum no nosso dia a dia. Quem aqui realiza as compras de mercado da casa? Como você planeja as compras? Costuma levar uma lista ao mercado?" [Aguardar respostas ou estimulá-las.]

"Agora vou entregar este modelo de lista para vocês" [entregar a folha de resposta para a pessoa de acordo com o nível de dificuldade de cada um]. "O objetivo da atividade é fazer uma lista de compras colocando o nome do produto e a quantidade. Para isso vamos usar estes panfletos de supermercado que vou entregar daqui a pouco."

"Vamos ler as instruções que estão no cabeçalho" [ler a instrução de acordo com o modelo entre parênteses, adaptado para o grau de capacidade de cada pessoa]:

- Quem está com o modelo A irá fazer uma lista de compras para a elaboração de um almoço para duas pessoas, incluindo o prato principal, a sobremesa e as bebidas (ver *Slide* 4.3).
- Quem está com o modelo B irá realizar uma lista de compras para duas pessoas passarem um final de semana, pensando nas principais refeições: café da manhã, almoço e jantar. Deve-se também pensar nos produtos para limpeza e higiene. Claro que vocês podem incluir outros produtos de que tenham vontade (ver *Slide* 4.4).
- Quem está com o modelo C também irá realizar uma lista de compras para duas pessoas passarem um final de semana, incluindo produtos para limpeza e higiene, mas irá incluir o preço de cada produto e a quantidade para somar o total da compra no final (ver *Slide* 4.5).

"Antes de começar, lembrem-se de não deixar sobrar nem faltar comida. Agora vou entregar os panfletos para vocês" [distribuir um panfleto para cada um]. "Uma dica é observar o panfleto antes de começar a escrever a lista. Agora, podem começar, e se tiverem dúvidas podem solicitar ajuda."

Ao terminar a atividade, entregue uma cópia ou discuta a Ficha de Avaliação da Atividade.

Para casa

"A partir do modelo sugerido, tente fazer sua próxima compra baseada nele. Faça uma análise e avalie se foi mais fácil e produtivo."

Treino 5 – Treino do bolo de cenoura

Funções trabalhadas: planejamento, memória operacional.
Objetivo: nesta atividade o paciente deverá, com o auxílio de um cronograma já elaborado, organizar os passos de uma receita culinária.

Instruções

"Na atividade de hoje vamos trabalhar o planejamento e um tipo de atenção chamado memória operacional, que consiste na habilidade de trabalhar mentalmente com informações. Vocês irão organizar os passos de uma receita culinária. Quem aqui costuma cozinhar? Qual o prato mais difícil que já executaram? Quem nunca cozinhou? Até conseguirmos alcançar um bom nível de prática, é importante seguirmos a receita para que o prato dê certo. Imagino que todos já tenham, pelo menos uma vez, esquecido de colocar um ingrediente ou confundido a ordem do que deveria ter feito antes ou depois em uma receita. Muitas vezes nem pensamos a respeito, mas seguir uma receita exige capacidade de planejamento. Agora irei entregar para vocês esta folha que contém a receita de um bolo de cenoura com chocolate" [entregar a folha de resposta para a pessoa de acordo com o nível de dificuldade de cada um]. "Nossa tarefa de hoje será organizar os passos de uma receita. No primeiro quadro, vocês verão os ingredientes. No segundo quadro, as etapas da receita, porém fora de ordem. Vocês deverão organizar os passos na ordem que considerarem a melhor possível."

- Quem está com o modelo A tem cinco passos na receita, devendo listar quais são os passos 1 até o 5 (ver *Slides* 5.1 e 5.2).
- Quem está com o modelo B tem oito passos na receita, devendo listar quais são os passos 1 até o 8 (ver *Slides* 5.3 e 5.4).
- Quem está com o modelo C tem dez passos na receita, devendo listar quais são os passos 1 até o 10 (ver *Slides* 5.5 e 5.6).

Nos modelos B e C há mais de uma maneira certa de organizar alguns passos. A maneira como cada participante organizou pode ser discutida pelo grupo no final da atividade.

Ao terminar a atividade, entregue uma cópia ou discuta a Ficha de Avaliação da Atividade.

Para casa

"Você costuma assistir a programas de culinária? Você já tentou reproduzir alguma receita em casa? Procure uma receita de que você goste e, a partir do modelo sugerido, tente reproduzir e veja o resultado."

Treino 6 – Treino do pedido por *delivery*

Funções trabalhadas: planejamento, atenção.
Objetivo: nesta atividade o paciente deverá planejar um pedido de comidas pelo *delivery*. O participante deverá incluir no pedido entrada, prato principal, sobremesa e bebidas. Para isso, irá utilizar panfleto de um restaurante.

Instruções

Ver *Slides* 6.1 a 6.5.

"Hoje vamos simular um pedido de comida pelo telefone, usando o serviço de *delivery*. Vocês costumam pedir comida por *delivery*? O que vocês costumam pedir?" [incentivar a interação entre os participantes.] "Eu tenho aqui panfletos de restaurante, e vocês deverão escolher entrada, prato principal, sobremesa e bebida."

"Vou entregar para vocês esta folha com algumas regras e um local para preencher o pedido" [entregar a folha de resposta para a pessoa de acordo com o nível de dificuldade de cada um]. "Antes de começar, vou ler as instruções que estão no cabeçalho" [ler a instrução de acordo com o modelo entre parênteses, adaptado para o grau de capacidade de cada pessoa]:

- Quem está com o modelo A deverá fazer o pedido somente para si mesmo, ou seja, uma pessoa (ver *Slide* 6.6).
- Quem está com o modelo B deverá fazer o pedido para si mesmo e um amigo, ou seja, duas pessoas. Você também irá escolher entrada, prato principal, sobremesa e bebida, mas deve considerar que o seu amigo *não bebe refrigerante* e *não pode comer camarão* (ver *Slide* 6.7).
- Quem está com o modelo C deverá fazer o pedido para si mesmo e mais dois amigos, ou seja, três pessoas. Você também irá escolher entrada, prato principal, sobremesa e bebida e deve considerar que um amigo não bebe refrigerante e o outro amigo é vegetariano (não come carne, frango, peixe, frutos do mar) (ver *Slide* 6.8).

"Antes de começarmos, lembrem-se de não deixar sobrar nem faltar comida. Agora, vou entregar os panfletos para vocês" [distribuir um panfleto para cada um]. "Uma dica é observar o panfleto antes de começar a escrever o pedido. Agora, podem começar e se tiverem dúvidas podem solicitar ajuda."

Ao terminar a atividade, entregue uma cópia ou discuta a Ficha de Avaliação da Atividade.

Para casa

"Você tem o hábito de pedir comida em *delivery*? Você costuma organizar o pedido antes de fazer a ligação? Você costuma procurar o restaurante e o cardápio do lugar na internet? Utilize este modelo para os seus pedidos futuros."

Treino 7 – Treino Labirintos

Funções trabalhadas: planejamento, memória operacional, coordenação motora, lateralidade, organização.
Objetivo: nesta atividade o participante irá procurar a saída de alguns labirintos o mais rápido possível.

Instruções

"Vocês sabem a importância de nos localizarmos em um mapa e nos movimentarmos em lugares desconhecidos? Vou dar alguns labirintos que deverão ser preenchidos. Quero que vocês procurem encontrar a saída o mais rápido possível. O objetivo é que vocês terminem o labirinto com o menor número de erros que puder e no menor tempo possível. Procurem fazer o seu melhor."

"Vou entregar o primeiro (entregue o primeiro modelo, mais simples) e explicar as instruções" [leia a seguir]. "Aqui é o 'Início' (aponte), por onde vocês começarão, e aqui é o 'Final' (aponte), onde vocês irão terminar. Vocês não podem ultrapassar as linhas ou cortar entre os caminhos para alcançar o final. Agora que vocês fizeram este primeiro e entenderam as instruções, vou dar outros labirintos para vocês, de maior complexidade."

Ver *Slides* 7.1 a 7.21.

Importante: todos os labirintos são utilizados em todos os graus de dificuldade. Para cada nível, seguir as regras:

- Nível fácil: não terá marcação de tempo e será alertado quando cometer erros, devendo corrigir logo a seguir.
- Nível médio: terá o tempo cronometrado e será alertado quando cometer erros, devendo corrigir logo a seguir.
- Nível difícil: terá o tempo cronometrado e não será alertado quando cometer erros.

Ao terminar a atividade, entregue uma cópia ou discuta a Ficha de Avaliação da Atividade.

Para casa

"Você se divertiu fazendo esses exercícios? Sabia que existem muitos modelos de labirintos que você pode encontrar na internet? Que tal você procurar alguns e tentar se desafiar a melhorar seu tempo e número de erros cometidos?"

Treino 8 – Treino do metrô

Funções trabalhadas: planejamento, atenção, memória operacional.
Objetivo: nesta atividade o participante deverá descrever os passos necessários para ir de uma determinada estação do metrô para outra. Para isso será utilizado um mapa fictício de metrô.

Instruções

"Quem de vocês já andou de metrô?" [aguardar a resposta ou incentivá-las]. "Mesmo para quem costuma utilizar o metrô, nem sempre é fácil achar o trajeto correto. Então hoje iremos planejar algumas rotas, utilizando o mapa de metrô fictício."
Ver *Slide* 8.1.

"Antes de começar, vamos nos familiarizar com este mapa" [entregar um mapa para cada participante]. "Para quem não conhece, o metrô é divido em várias linhas, cada uma tem um número e uma cor. Quando entramos em alguma estação do metrô, temos que saber para qual direção estamos indo. Para isso devemos ver primeiro para onde queremos ir, e qual a estação final daquela direção. O nome da estação final é a direção que devemos utilizar. Por exemplo, no metrô de São Paulo, se estamos na estação Clínicas e queremos ir para a estação Sacomã, devemos pegar a Linha Verde sentido Vila Prudente. Também é importante lembrar o que é uma baldeação. Nós usamos esse termo quando temos que passar de uma linha para outra."

"Agora que todos já conheceram o mapa, vou entregar esta folha com algumas rotas de um mapa ou um metrô fictício que vocês deverão traçar" [entregar a folha de resposta para a pessoa de acordo com o nível de dificuldade de cada um]. "Para cada item, vocês deverão escrever a cor e o número da linha em que estão embarcando, qual o sentido, onde vão descer, e se precisarem realizar baldeação, ela também deverá estar descrita no trajeto."

Nesta atividade os níveis de dificuldade A, B e C se diferenciarão apenas pela complexidade do trajeto.

- No modelo A serão incluídos apenas trajetos diretos, ou seja, sem baldeação (ver *Slide* 8.2).
- No modelo B serão incluídos trajetos sem baldeação e com uma baldeação (ver *Slide* 8.3).
- No modelo C serão incluídos trajetos com uma e com duas baldeações (ver *Slide* 8.4).

"Podem começar a descrever os trajetos. Se precisarem de ajuda, podem solicitar."

Ao terminar a atividade, entregue uma cópia ou discuta a Ficha de Avaliação da Atividade.

Para casa

"Pense em uma cidade grande que você goste ou queira conhecer (São Paulo, Madrid, Nova York, Paris, Londres etc.). Procure na internet o mapa do metrô desta cidade para conhecê-la."

Treino 9 – Treino "Planejando uma viagem"

Funções trabalhadas: planejamento, memória operacional.
Objetivo: nesta atividade o participante deverá organizar uma viagem a partir de um modelo já elaborado.

Instruções

"Hoje vamos treinar o planejamento de uma viagem. Qual de vocês costuma viajar? Qual de vocês já planejou uma viagem? Quem não viajou, para onde gostaria de ir? Quando vamos viajar, principalmente para um lugar novo, existem muitas coisas que devemos organizar, como verificar a data, reservar hospedagem, fazer a mala, verificar o trajeto e o meio de transporte – são muitos detalhes. Para ajudar na organização, uma boa dica é montar uma lista com passos para fazer antes da viagem e depois um *checklist* com os itens para levar. Agora irei entregar para vocês esta folha que contém dois quadros" [entregar a folha de resposta para a pessoa de acordo com o nível de dificuldade de cada um]. "No primeiro [Tabela 1, ver *Slides* 9.1 a 9.3], vocês têm perguntas para responder sobre uma viagem que gostariam de fazer, ou mesmo que já fizeram" [o profissional pode oferecer revistas e folhetos extras para ajudar]. "No segundo quadro [ver *Slide* 9.4] estão algumas etapas importantes para planejar uma viagem. Vocês deverão organizar os passos na ordem que consideram a melhor possível, colocando o número na frente.

- Quem está com o modelo A tem seis passos na organização, devendo listar quais são os passos 1 até o 6 (ver *Slide* 9.1).
- Quem está com o modelo B tem oito passos na receita, devendo listar quais são os passos 1 até o 8 (ver *Slide* 9.2).
- Quem está com o modelo C tem doze passos na receita, devendo listar quais são os passos 1 até o 12 (ver *Slide* 9.3).

Em todos os modelos há mais de uma maneira certa de organizar alguns passos. A maneira como cada participante fez seu planejamento pode ser discutida pelo grupo no final da atividade. Após a realização da atividade, é importante estimular os participantes a falarem sobre a Tabela 2 (ver *Slide* 9.4), onde eles preencheram algumas informações sobre a viagem.

Ao terminar a atividade, entregue uma cópia ou discuta a Ficha de Avaliação da Atividade.

Para casa

"Agora que você treinou como planejar os passos de uma viagem, imagine uma 'viagem dos sonhos' e faça o planejamento detalhado dela. Traga para discutirmos no próximo treino."

Treino 10 – Treino da mala de viagem

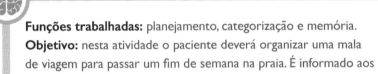

Funções trabalhadas: planejamento, categorização e memória.
Objetivo: nesta atividade o paciente deverá organizar uma mala de viagem para passar um fim de semana na praia. É informado aos participantes que a previsão do tempo é de *sol* e *calor*.

Instruções

"Hoje vamos trabalhar o planejamento para arrumar uma mala de viagem. Fazer uma mala às vezes é difícil, podemos esquecer alguma coisa ou querer levar tanta coisa que nem cabe na mala. Então hoje vocês irão fazer uma lista com roupas, acessórios e produtos de higiene para levar em uma viagem de um final de semana na praia. Vocês só vão poder levar uma mala média. Para ajudar vocês na escolha das roupas, a previsão do tempo é de sol e calor. Agora irei entregar as folhas em que vocês deverão fazer a lista" [entregar a folha de resposta para a pessoa de acordo com o nível de dificuldade de cada um].

"Antes de começar, vamos ler as instruções que estão no cabeçalho" [ler a instrução de acordo com o modelo entre parênteses, adaptado para o grau de capacidade de cada pessoa]:

- Quem está com o modelo A deverá fazer sua lista de acordo com as categorias que já estão definidas na folha de resposta: roupas, produtos de higiene, acessórios e lazer (ver *Slide* 10.1).

- Quem está com o modelo B também irá fazer a lista de acordo com as categorias, mas deverão incluir a quantidade de peças e produtos que irão levar (ver *Slide* 10.2).
- Quem está com o modelo C irá montar sua lista sem o auxílio das categorias e também deverão incluir a quantidade de peças e produtos que irão levar (ver *Slide* 10.3).

Agora vocês podem começar a escrever. Se precisarem, podem solicitar ajuda.

Ao terminar a atividade, entregue uma cópia ou discuta a Ficha de Avaliação da Atividade.

Para casa

"Coloque este treino em prática! Separe uma mala ou sacola, ligue o cronômetro ou marque a hora e organize uma bagagem seguindo o que você aprendeu hoje. Na próxima sessão, relate o tempo que levou e quais foram as coisas que você aprendeu com este exercício."

Treino 11 – Treino "Planejando um dia na Ilha Grande"

Funções trabalhadas: planejamento, memória operacional.
Objetivo: nesta atividade o participante deverá se organizar para passar um dia na Ilha Grande.

Instruções

Ver *Slide* 11.1.

"Hoje vamos treinar o planejamento de um dia na Ilha Grande. Qual de vocês já visitou ou conheceu uma ilha? Vocês sabiam que em várias ilhas não há circulação de carros e todos os passeios são feitos a pé ou de barco? Quando vamos viajar ou fazer passeios para lugares muito diferentes do nosso habitual, precisamos nos informar com mais detalhes. Sabendo que não vamos andar de carro ou ônibus, precisamos planejar com cuidado nossa bagagem, já que teremos que carregar em uma mochila. Cuidado, não levem itens desnecessários. Agora que vocês já aprenderam a montar uma mala de viagem e a planejar um roteiro, vamos organizar um passeio de um dia na Ilha Grande. Vocês têm os horários da barca que sai de Mangaratiba, cidade mais próxima em direção à ilha. Lembrem-se, vocês precisam pegar a barca de volta, vocês não têm hospedagem na ilha, então é importante vocês se organizarem para fazer seus passeios e retornar a tempo para voltar para a terra."

"Agora irei entregar para vocês esta folha que contém o mapa da ilha e o horário da barca, e outra folha em que vocês irão marcar as atividades que pretendem fazer" [entregar a folha de resposta para a pessoa]. "Antes de começar, prestem atenção às instruções" [ler a instrução de acordo com o modelo entre parênteses, adaptado para o grau de capacidade de cada pessoa]:

"A barca chega à Vila de Abraão. Demora cerca de 1h30, então vocês chegam à ilha às 9h30. A barca sai às 17h30, então vocês têm 8 horas na ilha. Vocês se informaram e sabem que alguns passeios são mais distantes. Vocês também se informaram sobre a vila e sabem que há muitos restaurantes e lojas para comprar lembranças e presentes."

"Agora organizem o seu dia na ilha."

- Vejam no mapa as localizações dos lugares principais. A tabela com as indicações das trilhas leva às principais atrações e informa o tempo para percorrer, ida e volta.
- Escolham suas preferências de passeios.
- Anotem na folha o roteiro e o tempo reservado para cada atividade.
- Chequem para ver se é possível realizar todas as atividades no período de 8 horas."

Há mais de uma maneira certa de organizar o roteiro. A maneira como cada participante organizou pode ser discutida no final da atividade. Após a realização da atividade, é importante estimular os participantes a falarem sobre a segunda tabela, onde eles preencheram algumas informações sobre a viagem.

- Quem está com o modelo A deverá seguir o roteiro estabelecido, procurando no mapa as trilhas (T) com horários compatíveis com os passeios sugeridos (ver *Slide* 11.2).
- Quem está com o modelo B deverá seguir o roteiro estabelecido, porém irá estabelecer os horários de cada atividade (ver *Slide* 11.3).

- Quem está com o modelo C deverá fazer seu roteiro e organizar os horários de cada atividade (ver *Slide* 11.4).

Ao terminar a atividade, entregue uma cópia ou discuta a Ficha de Avaliação da Atividade.

Para casa

Agora que você já sabe um pouco sobre como planejar um dia em uma ilha, você gostaria de conhecer mais sobre Ilha Grande e outras ilhas semelhantes? Procure pesquisar sobre isso na internet e use este mesmo modelo para simular outros passeios semelhantes.

Treino 12 – Treino "Organizando rotina e trajeto"

Funções trabalhadas: planejamento, atenção, memória operacional.
Objetivo: organizar uma lista de atividades de acordo com o horário. Em seguida, traçar o trajeto mais rápido para realizar todas as atividades.

Instruções

"A tarefa de hoje é divida em duas partes. Na primeira vocês terão algumas atividades planejadas para um dia, mas que estão fora de ordem. O objetivo é colocá-las em ordem de acordo com a descrição de cada atividade. Em seguida, vocês irão traçar o melhor trajeto para realizar todas as atividades. Para isso irão utilizar um mapa que será entregue mais tarde."

"Agora vou entregar esta folha onde vocês irão colocar os números que representam a ordem correta das atividades" [entregar a folha de resposta para a pessoa de acordo com o nível de dificuldade de cada um]. "Aqui estão os cartões com as atividades. Lembrem-se de que elas estão fora de ordem" [entregar os cartões de acordo com o nível de dificuldade de cada um]. "Podem começar a fazer esta primeira etapa."

- Quem está com o modelo A possui seis atividades para colocar em ordem e em seguida traçar o trajeto no mapa (ver *Slide* 12.1).
- Quem está com o modelo B possui oito atividades para colocar em ordem e em seguida traçar o trajeto no mapa (ver *Slides* 12.2 e 12.3).
- Quem está com o modelo C possui dez atividades para colocar em ordem e em seguida traçar o trajeto no mapa (ver *Slides* 12.4 e 12.5).

"Quando todos terminarem, vamos conferir o resultado de vocês. Alguém teve alguma dificuldade?" [quando o participante realizar a tarefa na ordem incorreta, orientá-lo que talvez exista uma maneira melhor de organizar aquelas atividades e fazer junto com ele as alterações necessárias]. "Agora, irei entregar para vocês este mapa" [entregar o mapa para cada um. O mapa é o mesmo para todos os níveis de dificuldade]. "No mapa, irão traçar o melhor trajeto para realizar as atividades que vocês organizaram. Antes de iniciarem, observem bem o mapa e onde estão os lugares a que vocês precisam ir." (Ver *Slide* 12.6.)

FICHA DE AVALIAÇÃO DA ATIVIDADE

(deve ser utilizada ao final de todas as atividades)

Você entendeu o objetivo da tarefa?

( ) Sim   ( ) Não

Você acredita que será capaz de alcançar o objetivo?

( ) Sim   ( ) Não

Você aprendeu os passos da tarefa?

( ) Sim   ( ) Não

Você precisou de ajuda para executar a tarefa?

( ) Sim   ( ) Não

Você alcançou o objetivo?

( ) Sim   ( ) Não

Quais dificuldades você encontrou?

O que você pode fazer para melhorar da próxima vez?

REFERÊNCIAS BIBLIOGRÁFICAS

1. Gonçalves PD. Xadrez motivacional: uma nova abordagem de estimulação das funções executivas em dependentes de cocaína/crack [tese]. São Paulo: Faculdade de Medicina da Universidade de São Paulo; 2014.
2. Wilson BA. Neuropsychological rehabilitation. Annu Rev Clin Psychol. 2008;4:141-62.
3. Lezak MD, et al. Neuropsychological assessment. New York: Oxford University Press; 2004.
4. Mischel W. O teste do marshmallow. São Paulo: Objetiva; 2016.
5. Dias NM, et al. Alterações das funções executivas em crianças e adolescentes. Estudos Interdisciplinares em Psicologia. 2010;1(1):80-95.
6. Cicerone KD, Dahlberg C, Kalmar K, Langenbahn D, Malec JF, Bergquist TF, et al. Evidence-based cognitive rehabilitation: recommendations for clinical practice. Archives of Physical and Medical Rehabilitation., 2000;81:1596-615.
7. Alloway TP, Gathercole SE, Pickering SJ. Verbal and visuospatial short-term and working memory in children: are they separable? Child Development. 2006;77(6):1698-1716.
8. Siegert RJ, Taylor WJ. Theoretical aspects of goalsetting and motivation in rehabilitation. Disabil Rehabil. 2004;26:1-8.
9. William MM, Levack KT, Siegert RJ, Dean SG. Is goal planning in rehabilitation effective? Clinical Rehabilitation. 2006;20:739-55.
10. Levine B, Robertson IH, Clare L, Carter G, Hong J, Wilson BA, et al. Rehabilitation of executive functioning: an experimental-clinical validation of Goal Management Training. JINS. 2000;6:299-312.
11. Duncan J, Emslie H, Williams P, Johnson R, Freer C. Intelligence and the frontal lobe: the organization of goal-directed behavior. Cognit Psychol. 1996;30:257-303.
12. Bilder RM. Neuropsychology 3.0: evidence-based science and practice. JINS. 2011;17(1):7-13.
13. Santos FH. Reabilitação neuropsicológica pediátrica. Psicologia: Ciência e Profissão. 2005;25(3):450-61.

ÍNDICE REMISSIVO

A

Ação intencional 2
Agenda 10
Atenção 9, 10, 12, 16, 18, 24
Autocontrole 2

C

Capacidade de planejamento 4
Categorização 21
Checklist com os itens para levar 20
Cognição 1, 2
Comida pelo telefone 16
Compras 13
Compromissos 11
Concentração 6
Coordenação motora 17
Cronograma 10
  de um dia 9
Culinária 15

D

Desempenho
  cognitivo de crianças 4
  efetivo 2

E

Embasamento teórico preparatório
    para as tarefas 5
Emoção 1
Estação do metrô 18
Estímulos
  verbais 3
  visuoespaciais 3

Execução de atividades cognitivas 3

F

Ficha de avaliação da atividade 27
Funcionamento psicossocial 1
Funções executivas 3

G

Goal management training 5

H

Habilidades cognitivas 3

I

Integração de intervenções terapêuti-
    cas 1

L

Labirintos 17
Lateralidade 17
Leitura da tarefa 8
Lista de compras 13

M

Mala de viagem 21
Manutenção da memória operacional
    3
Mapa da ilha 23
Marcar uma consulta médica 11
Mediação final 9
Memória 21
  de trabalho operacional 13

operacional 4, 9, 14, 17, 18, 20, 22, 24
  e planejamento 3
Metrô 18

N

Níveis 8
Nota final 9

O

Objetivo 7
Organização 17
  do roteiro 23
Orientação inicial 8

P

Panfletos de supermercado 13
Para casa 10, 11, 13, 14, 15, 17, 18, 19, 21, 22, 24
Pare e pense 6
Passos necessários para chegar ao objetivo 7
Pedido de comidas pelo *delivery* 16
Planejamento 2, 9, 10, 12, 13, 14, 16, 17, 18, 20, 21, 22, 24
  de uma viagem 20

R

Reabilitação neuropsicológica 1
Receita 15
Regras gerais para todos os treinos 8
Remédio 12

S

Sugestão de mediação 6

T

Tarefa em andamento 7
Teste do *marshmallow* 2
Trajeto 24
Treino
  da lista de compras 13
  da mala de viagem 21
  da tabela de remédios 12
  de organização da agenda 10
  do bolo de cenoura 14
  do bom dia 9
  do metrô 18
  do pedido por delivery 16
  em gerenciamento de metas 5
  Labirintos 17
  "Organizando rotina e trajeto" 24
  "Planejando uma viagem" 20
  "Planejando um dia na Ilha Grande" 22

V

Viagem 20
Volição 2

W

Working memory 3

SLIDES

SLIDES 35

TREINO COGNITIVO DE PLANEJAMENTO | TREINO I | manole

Treino do bom dia (modelo A)

Hora	Atividade
__:__	Acordar
__:__	Tomar café
__:__	Almoçar
__:__	Jantar
__:__	Dormir

© Todos os direitos reservados

SLIDE 1.1

TREINO COGNITIVO DE PLANEJAMENTO | TREINO I | manole

Treino do bom dia (modelo B)

Hora	Atividade

© Todos os direitos reservados

SLIDE 1.2

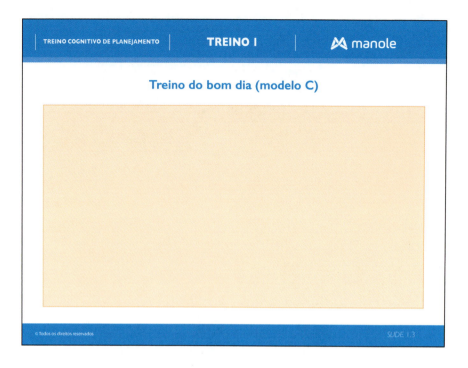

| TREINO COGNITIVO DE PLANEJAMENTO | TREINO 1 | manole |

Treino do bom dia (modelo C)

SLIDE 1.3

| TREINO COGNITIVO DE PLANEJAMENTO | TREINO 2 | manole |

Agendar uma consulta médica (modelo A)

Hoje precisamos agendar uma consulta médica.

Regras:

- A clínica funciona das 10:00h às 16:00h e está fechada às sextas-feiras.
- A consulta dura aproximadamente 1 hora.
- Você deve reservar 1 hora para chegar à clínica e também aos demais compromissos.
- Os compromissos anotados em sua agenda e na agenda do médico não podem ser alterados.

SLIDE 2.1

TREINO COGNITIVO DE PLANEJAMENTO | **TREINO 2** | manole

Sua agenda:			
	2ª feira	**3ª feira**	**4ª feira**	**5ª feira**
Manhã	10:00 - ginástica	10:00 -	10:00 - ginástica	10:00
	11:00	11:00	11:00	11:00
	12:00	12:00	12:00	12:00
Tarde	13:00 -	13:00 - curso	13:00	13:00 - curso
	14:00 - passeio	14:00	14:00	14:00
	15:00	15:00	15:00 - cinema	15:00
	16:00	16:00	16:00	16:00

© Todos os direitos reservados — SLIDE 2.2

TREINO COGNITIVO DE PLANEJAMENTO | **TREINO 2** | manole

Agenda do médico:			
	2ª feira	**3ª feira**	**4ª feira**	**5ª feira**
Manhã	10:00 - paciente	10:00	10:00	10:00
	11:00 - paciente	11:00 - paciente	11:00	11:00
	12:00 -	12:00	12:00 - paciente	12:00
Tarde	13:00	13:00	13:00	13:00 - paciente
	14:00 - paciente	14:00 - paciente	14:00	14:00 - paciente
	15:00	15:00 - paciente	15:00	15:00
	16:00	16:00	16:00	16:00

© Todos os direitos reservados — SLIDE 2.3

TREINO 2 — manole

Agendar uma consulta médica (modelo B)

Hoje precisamos agendar duas consultas médicas em dias diferentes.

Regras:

- A clínica funciona das 10:00h às 16:00h e está fechada às sextas-feiras.
- A consulta dura aproximadamente 1 hora.
- Você deve reservar 1 hora para chegar à clínica e também aos demais compromissos.
- Os compromissos anotados em sua agenda e na agenda do médico não podem ser alterados.

TREINO 2 — manole

Sua agenda:			
2ª feira	**3ª feira**	**4ª feira**	**5ª feira**
Manhã			
10:00 - ginástica	10:00 - passeio	10:00 - ginástica	10:00
11:00	11:00	11:00	11:00
12:00	12:00	12:00	12:00
Tarde			
13:00 - passeio	13:00 - curso	13:00	13:00 - curso
14:00 -	14:00	14:00	14:00
15:00	15:00	15:00 - cinema	15:00
16:00	16:00	16:00	16:00

TREINO COGNITIVO DE PLANEJAMENTO | **TREINO 2** | manole

Agenda do médico:				
	2ª feira	**3ª feira**	**4ª feira**	**5ª feira**
Manhã	10:00 - paciente	10:00	10:00	10:00
	11:00 - paciente	11:00 - paciente	11:00	11:00 - paciente
	12:00 -	12:00	12:00 - paciente	12:00
Tarde	13:00	13:00	13:00	13:00 - paciente
	14:00 - paciente	14:00 - paciente	14:00	14:00 - paciente
	15:00	15:00 - paciente	15:00	15:00
	16:00	16:00	16:00	16:00

© Todos os direitos reservados
SLIDE 2.6

TREINO COGNITIVO DE PLANEJAMENTO | **TREINO 2** | manole

Agendar uma consulta médica (modelo C)

Hoje precisamos agendar DUAS consultas médicas em dias diferentes.

Regras:

- A consulta dura aproximadamente 1 hora.
- Você deve reservar 1 hora para chegar à clínica e também aos demais compromissos.
- Os compromissos anotados em sua agenda e na agenda do médico não podem ser alterados.

© Todos os direitos reservados
SLIDE 2.7

TREINO 2

Sua agenda:

	2ª feira	3ª feira	4ª feira	5ª feira
Manhã	10:00 - ginástica	10:00 - passeio	10:00 - ginástica	10:00
	11:00	11:00	11:00	11:00
	12:00	12:00	12:00	12:00
Tarde	13:00 - passeio	13:00 - curso	13:00	13:00 - curso
	14:00	14:00	14:00	14:00
	15:00	15:00 - natação	15:00 - cinema	15:00 - natação
	16:00	16:00	16:00	16:00

TREINO 2

Agenda do médico:

	2ª feira	3ª feira	4ª feira	5ª feira
Manhã	10:00 - paciente	10:00	10:00	10:00
	11:00 - paciente	11:00 - paciente	11:00	11:00 - paciente
	12:00	12:00	12:00 - paciente	12:00
Tarde	13:00	13:00	13:00	13:00 - paciente
	14:00 - paciente	14:00 - paciente	14:00 - paciente	14:00 - paciente
	15:00	15:00 - paciente	15:00	15:00
	16:00	16:00	16:00 - paciente	16:00

| TREINO COGNITIVO DE PLANEJAMENTO | TREINO 3 | ⋈ manole |

Treino da tabela de remédios (modelo A)

A tabela a seguir representa os horários de um dia. Defina o horário em que irá tomar a medicação de acordo com a prescrição do médico e coloque na tabela.

Receita médica:

Doniex – um comprimido a cada 12 horas.

| TREINO COGNITIVO DE PLANEJAMENTO | TREINO 3 | ⋈ manole |

Horário	Medicação	Horário	Medicação
00:00		12:00	
01:00		13:00	
02:00		14:00	
03:00		15:00	
04:00		16:00	
05:00		17:00	
06:00		18:00	
07:00		19:00	
08:00		20:00	
09:00		21:00	
10:00		22:00	
11:00		23:00	

TREINO 3 — TREINO COGNITIVO DE PLANEJAMENTO — manole

Treino da tabela de remédios (modelo B)

A tabela a seguir representa os horários de um dia. Defina o horário em que irá tomar as medicações de acordo com a prescrição do médico e coloque na tabela.

Receita médica:

Doniex – um comprimido a cada 12 horas.

Lorinex – um comprimido a cada 8 horas.

© Todos os direitos reservados

SLIDE 3.3

TREINO 3 — TREINO COGNITIVO DE PLANEJAMENTO — manole

Horário	Medicação	Horário	Medicação
00:00		12:00	
01:00		13:00	
02:00		14:00	
03:00		15:00	
04:00		16:00	
05:00		17:00	
06:00		18:00	
07:00		19:00	
08:00		20:00	
09:00		21:00	
10:00		22:00	
11:00		23:00	

© Todos os direitos reservados

SLIDE 3.4

| TREINO COGNITIVO DE PLANEJAMENTO | **TREINO 3** | manole |

Treino da tabela de remédios (modelo C)

A tabela a seguir representa os horários de um dia. Defina o horário em que irá tomar as medicações de acordo com a prescrição do médico e coloque na tabela.

Receita médica:

Doniex – um comprimido a cada 12 horas.

Lorinex – um comprimido a cada 8 horas.

Nuvorti – um comprimido a cada 12 horas.

Importante: o Doniex e o Nuvorti devem ser administrados com intervalo de 4 horas entre eles.

| TREINO COGNITIVO DE PLANEJAMENTO | **TREINO 3** | manole |

Horário	Medicação	Horário	Medicação
00:00		12:00	
01:00		13:00	
02:00		14:00	
03:00		15:00	
04:00		16:00	
05:00		17:00	
06:00		18:00	
07:00		19:00	
08:00		20:00	
09:00		21:00	
10:00		22:00	
11:00		23:00	

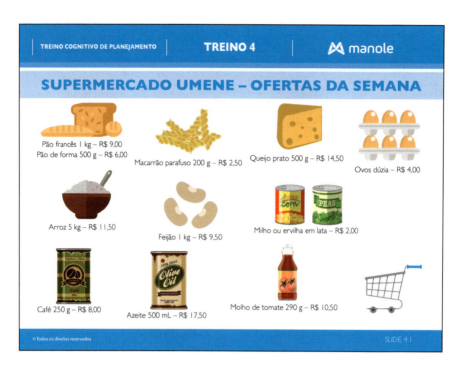

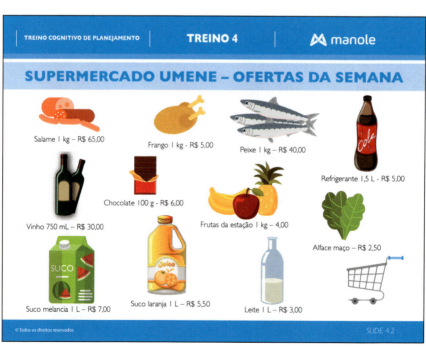

TREINO COGNITIVO DE PLANEJAMENTO | **TREINO 4** | **manole**

TREINO DE LISTA DE COMPRAS (MODELO A)

Hoje vamos organizar uma lista de compras de supermercado. Temos que comprar tudo o que vamos utilizar em um almoço para duas pessoas, incluindo o prato principal, a sobremesa e as bebidas.

Regra: não podemos desperdiçar nem deixar faltar coisas (comprar o necessário).

Categoria	Itens
Alimentos	
Bebidas	
Laticínios	
Hortifrúti	

© Todos os direitos reservados

SLIDE 4.3

TREINO COGNITIVO DE PLANEJAMENTO | **TREINO 4** | **manole**

TREINO DE LISTA DE COMPRAS (MODELO B)

Hoje vamos organizar uma lista de compras de supermercado. Temos que comprar tudo o que vamos utilizar para duas pessoas passarem um final de semana. Deverá incluir alimentos e bebidas para café da manhã, almoço e jantar, além de produtos de limpeza.

Regra: não podemos desperdiçar nem deixar faltar coisas (comprar o necessário).

Categoria	Itens

© Todos os direitos reservados

SLIDE 4.4

TREINO 4

TREINO COGNITIVO DE PLANEJAMENTO · manole

TREINO DE LISTA DE COMPRAS (MODELO C)

Hoje vamos organizar uma lista de compras de supermercado. Temos que comprar tudo o que vamos utilizar para duas pessoas passarem um final de semana. Deverá incluir alimentos e bebidas para café da manhã, almoço e jantar, além de produtos de limpeza.

Regras:

- Não podemos desperdiçar nem deixar faltar coisas (comprar o necessário).
- Você deve especificar a QUANTIDADE de cada item (p. ex.: 2 pacotes de macarrão).
- Você deve especificar o VALOR de cada item para realizar a soma no final.

Categoria	Itens

© Todos os direitos reservados

SLIDE 4.5

TREINO 5

TREINO COGNITIVO DE PLANEJAMENTO · manole

Treino do bolo de cenoura (modelo A)

Bolo

- 2 cenouras médias
- 1/2 xícara de óleo
- 1 xícara de açúcar
- 3 ovos

- 1 e 1/2 xícaras de farinha de trigo
- 1/2 xícara de amido de milho
- 2 colheres de chá de fermento em pó

Cobertura

- 1/2 xícara de chocolate ao leite derretido
- 1/2 xícara de creme de leite

© Todos os direitos reservados

SLIDE 5.1

| TREINO COGNITIVO DE PLANEJAMENTO | **TREINO 5** | manole |

( ) Disponha a massa na forma reservada e leve ao forno por 35 minutos, ou até que um palito, depois de espetado na massa, saia limpo. Retire do forno e deixe amornar.

( ) Em uma tigela, peneire o amido de milho, a farinha de trigo, o fermento e o açúcar, junte a mistura de cenoura reservada e mexa com o auxílio de uma espátula até que vire uma massa uniforme.

( ) Pré-aqueça o forno em temperatura média (180°C), unte e enfarinhe uma forma de furo central média (20 cm de diâmetro). Reserve.

( ) Faça a cobertura: misture o chocolate e o creme de leite, e espalhe por toda a superfície do bolo. Sirva a seguir.

( ) Corte as cenouras em cubos médios. No copo do liquidificador, coloque a cenoura, o óleo e os ovos, e bata até ficar homogêneo.

| TREINO COGNITIVO DE PLANEJAMENTO | **TREINO 5** | manole |

Treino do bolo de cenoura (modelo B)

Bolo

- 2 cenouras médias
- 1/2 xícara de óleo
- 1 xícara de açúcar
- 3 ovos
- 1 e 1/2 xícaras de farinha de trigo
- 1/2 xícara de amido de milho
- 2 colheres de chá de fermento em pó

Cobertura

- 1/2 xícara de chocolate ao leite derretido
- 1/2 xícara de creme de leite

TREINO 5

( ) Disponha a massa na forma reservada e leve ao forno por 35 minutos, ou até que um palito, depois de espetado na massa, saia limpo. Retire do forno e deixe amornar.

( ) Unte e enfarinhe uma forma de furo central média (20 cm de diâmetro). Reserve.

( ) Em uma tigela, peneire o amido de milho, a farinha de trigo, o fermento e o açúcar, junte a mistura de cenoura reservada e mexa com o auxílio de uma espátula até que vire uma massa uniforme.

( ) Sirva a seguir.

( ) Pré-aqueça o forno em temperatura média (180°C).

( ) Faça a cobertura: misture o chocolate e o creme de leite, e espalhe por toda a superfície do bolo.

( ) No copo do liquidificador, coloque a cenoura, o óleo e os ovos, e bata até ficar homogêneo.

( ) Corte as cenouras em cubos médios.

TREINO 5

Treino do bolo de cenoura (modelo C)

Bolo

- 2 cenouras médias
- 1/2 xícara de óleo
- 1 xícara de açúcar
- 3 ovos

- 1 e 1/2 xícaras de farinha de trigo
- 1/2 xícara de amido de milho
- 2 colheres de chá de fermento em pó

Cobertura

- 1/2 xícara de chocolate ao leite derretido
- 1/2 xícara de creme de leite

TREINO 5

( ) Disponha a massa na forma reservada e leve ao forno por 35 minutos, ou até que um palito, depois de espetado na massa, saia limpo. Retire do forno e deixe amornar.
( ) Unte e enfarinhe uma forma de furo central média (20 cm de diâmetro). Reserve.
( ) Em uma tigela, peneire o amido de milho, a farinha de trigo, o fermento e o açúcar, junte a mistura de cenoura reservada e mexa com o auxílio de uma espátula até que vire uma massa uniforme.
( ) Sirva a seguir.
( ) Pré-aqueça o forno em temperatura média (180°C).

( ) Faça a cobertura: misture o chocolate e o creme de leite, e espalhe por toda a superfície do bolo.
( ) No copo do liquidificador, coloque a cenoura, o óleo e os ovos, e bata até ficar homogêneo.
( ) Corte as cenouras em cubos médios.
( ) Peneire a farinha e demais ingredientes em pó para não formar pelotas e conseguir um bolo de cenoura fofinho e aerado.
( ) Regue o bolo ainda quente com a calda de chocolate, para que ela penetre bem dentro da massa.

TREINO 6

CARDÁPIO – RESTAURANTE DELICE'S FOOD

Entradas

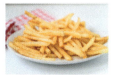
Batata frita

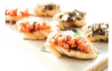
Bruschetta

Batata rústica

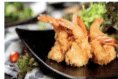
Camarão empanado

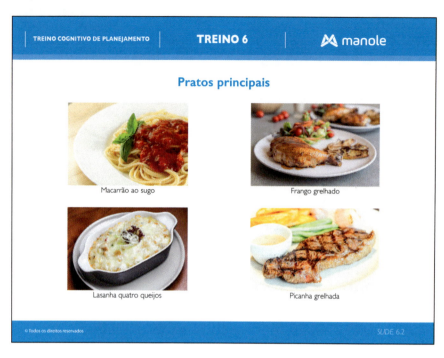

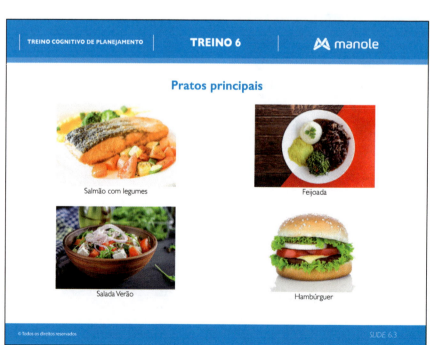

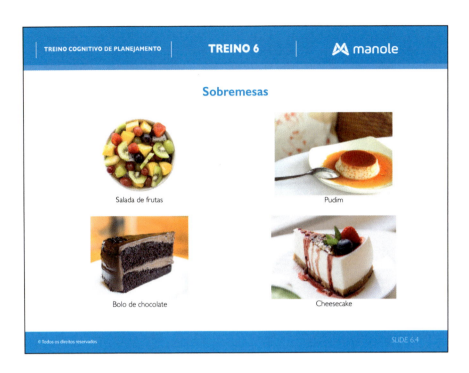
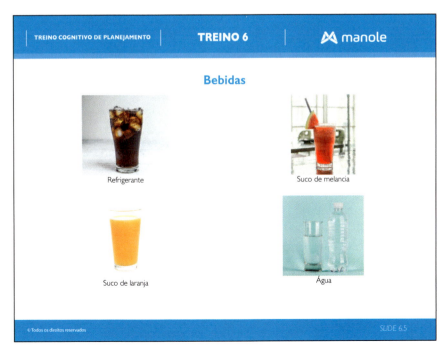

52 TREINO COGNITIVO DE PLANEJAMENTO

TREINO COGNITIVO DE PLANEJAMENTO | **TREINO 6** | ⋀ manole

Delivery Delice's Food (modelo A)

Ligar para o *delivery* do restaurante Delice's Food e fazer um pedido para você, lembrando que não pode sobrar nem faltar comida e bebida.

Entrada	Prato principal	Sobremesa	Bebida

© Todos os direitos reservados

SLIDE 6.6

TREINO COGNITIVO DE PLANEJAMENTO | **TREINO 6** | ⋀ manole

Delivery Delice's Food (modelo B)

Ligar para o *delivery* do restaurante Delice's Food e fazer um pedido para você e um amigo, lembrando que não pode sobrar nem faltar comida e bebida.

Entrada	Prato principal	Sobremesa	Bebida

Endereço de entrega: _____

Forma de pagamento: _____

© Todos os direitos reservados

SLIDE 6.7

SLIDES 53

TREINO COGNITIVO DE PLANEJAMENTO | **TREINO 6** | **manole**

Delivery Delice's Food (modelo C)

Ligar para o *delivery* do restaurante Delice's Food e fazer um pedido para você e mais duas pessoas, lembrando que:

- Não pode sobrar nem faltar comida e bebida.
- Uma pessoa é vegetariana (não come carne, frango nem peixe).
- Uma pessoa não bebe refrigerante.

Entrada	Prato principal	Sobremesa	Bebida

Endereço de entrega: _____

Forma de pagamento: _____

© Todos os direitos reservados · SLIDE 6.8

TREINO COGNITIVO DE PLANEJAMENTO | **TREINO 7** | **manole**

Labirinto I

Início

Final

© Todos os direitos reservados · SLIDE 7.1

54 TREINO COGNITIVO DE PLANEJAMENTO

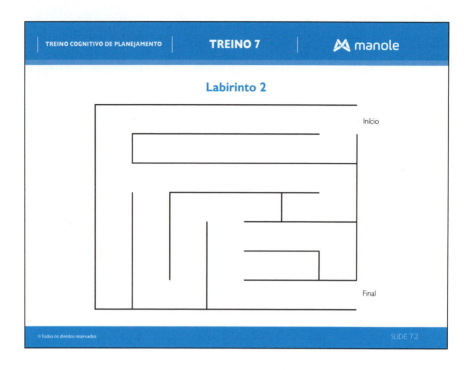

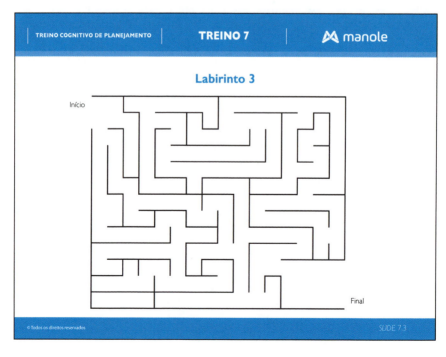

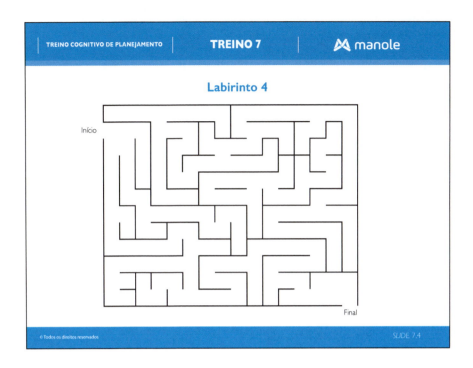
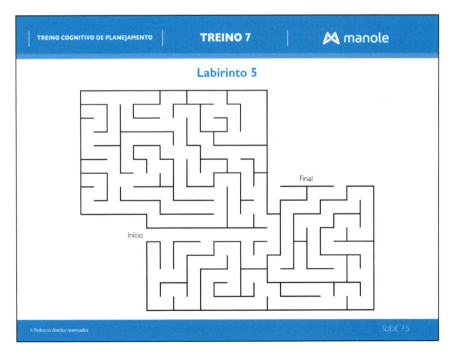

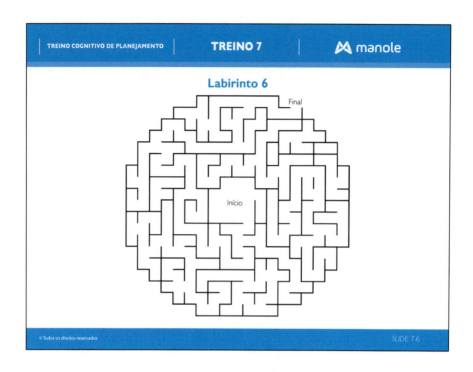
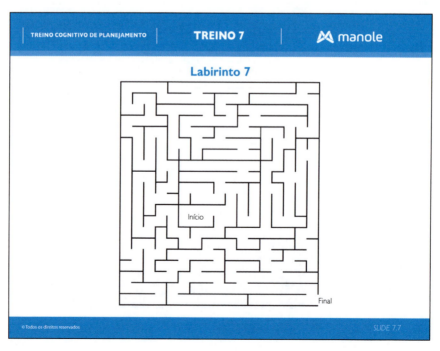

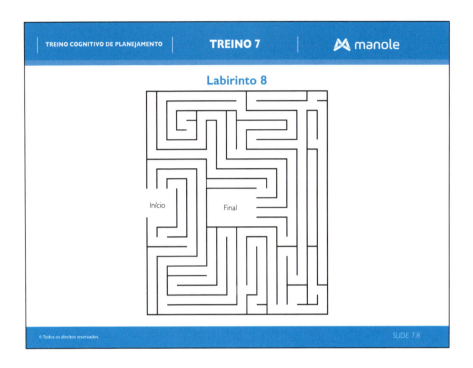
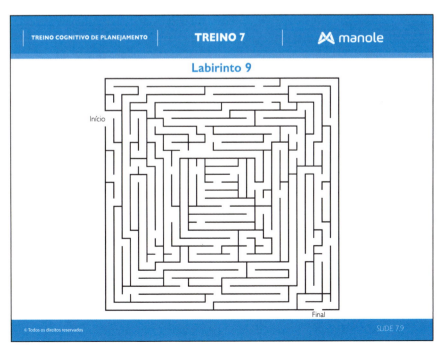

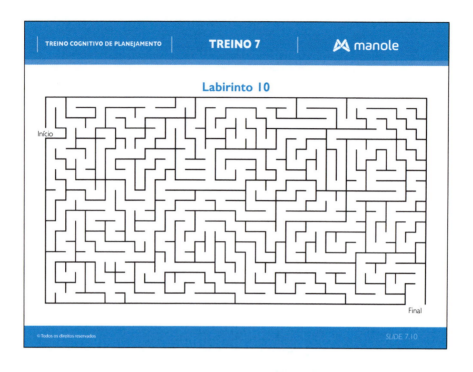
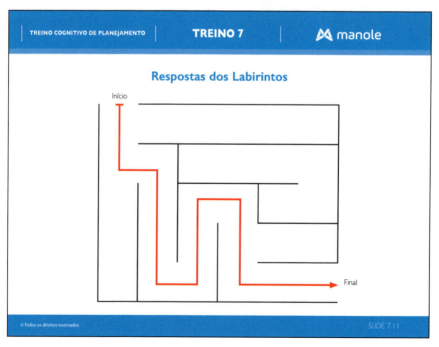

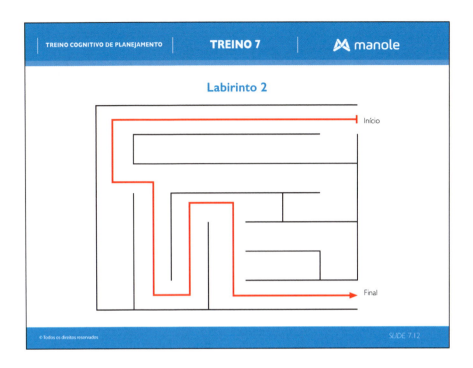
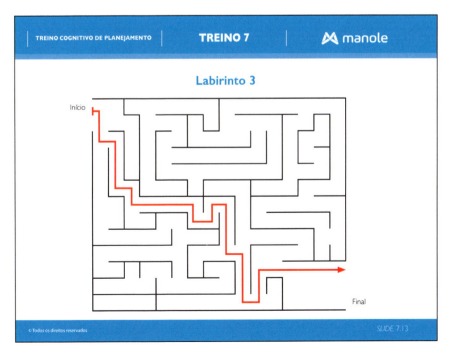

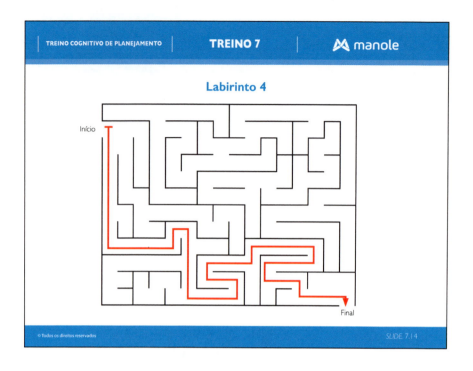
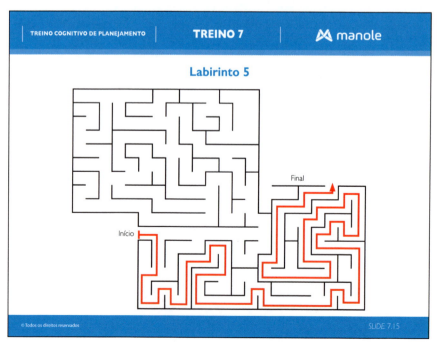

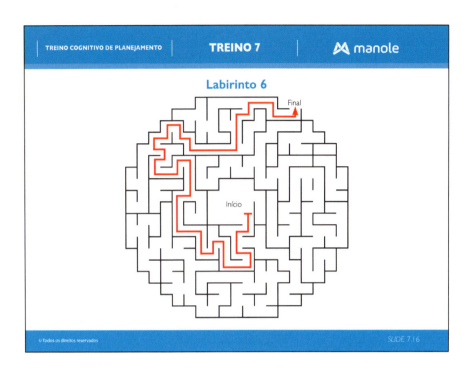

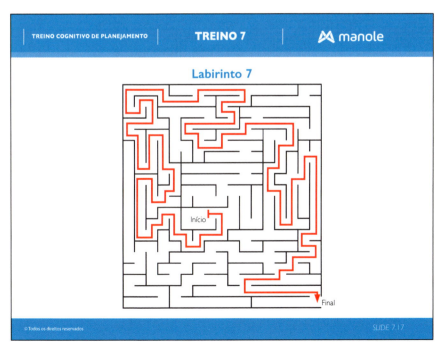

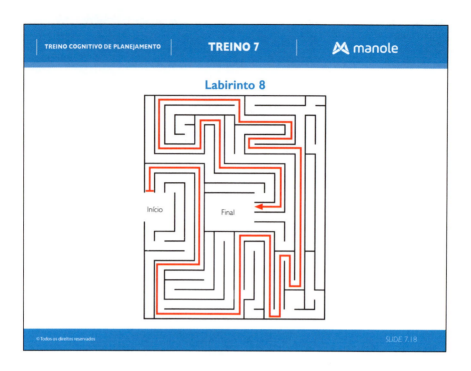
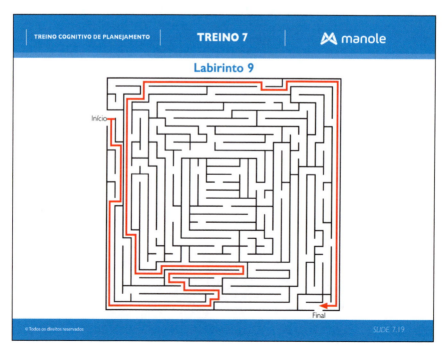

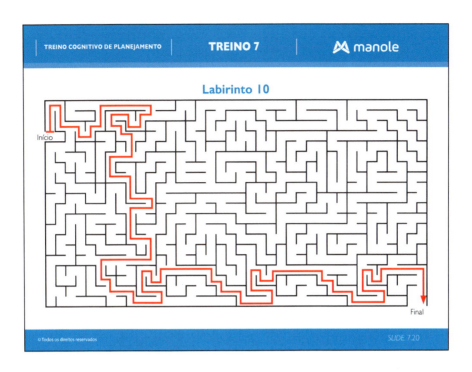

Folha de respostas modelos A ( ) B ( ) C ( )

Labirinto/tempo estimado em segundos	Concluído	Tempo de conclusão	Número de erros
1/3-30	( ) Sim ( ) Não		
2/4-90	( ) Sim ( ) Não		
3/6-120	( ) Sim ( ) Não		
4/6-140	( ) Sim ( ) Não		
5/10-180	( ) Sim ( ) Não		
6/9-200	( ) Sim ( ) Não		
7/15-230	( ) Sim ( ) Não		
8/30-250	( ) Sim ( ) Não		
9/18-286	( ) Sim ( ) Não		
10/50-330	( ) Sim ( ) Não		

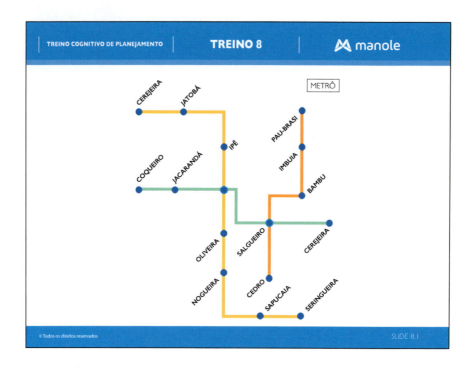

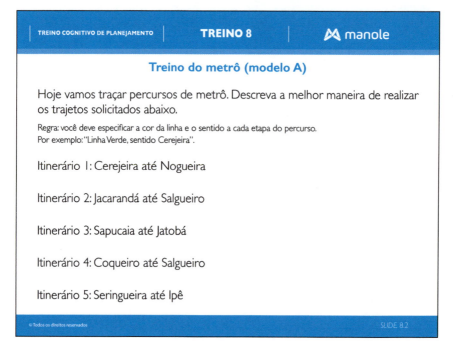

Treino do metrô (modelo A)

Hoje vamos traçar percursos de metrô. Descreva a melhor maneira de realizar os trajetos solicitados abaixo.

Regra: você deve especificar a cor da linha e o sentido a cada etapa do percurso.
Por exemplo: "Linha Verde, sentido Cerejeira".

Itinerário 1: Cerejeira até Nogueira

Itinerário 2: Jacarandá até Salgueiro

Itinerário 3: Sapucaia até Jatobá

Itinerário 4: Coqueiro até Salgueiro

Itinerário 5: Seringueira até Ipê

| TREINO COGNITIVO DE PLANEJAMENTO | **TREINO 8** | **M** manole |

Treino do metrô (modelo B)

Hoje vamos traçar percursos de metrô. Descreva a melhor maneira de realizar os trajetos solicitados a seguir.

Regras:
- Você deve fazer o caminho mais rápido (ou seja, com o menor número de estações e baldeações possível).
- Você deve especificar a cor da linha e o sentido a cada etapa do percurso.
Por exemplo: "Linha Verde, sentido Cerejeira".

Itinerário 1: Cerejeira até Nogueira

Itinerário 2: Jacarandá até Salgueiro

Itinerário 3: Jatobá até Cerejeira

Itinerário 4: Imbuia até Jacarandá

Itinerário 5: Coqueiro até Nogueira

© Todos os direitos reservados | SLIDE 8.3

| TREINO COGNITIVO DE PLANEJAMENTO | **TREINO 8** | **M** manole |

Treino do metrô (modelo C)

Hoje vamos traçar percursos de metrô. Descreva a melhor maneira de realizar os trajetos solicitados a seguir.

Regras:
- Você deve fazer o caminho mais rápido (ou seja, com o menor número de estações e baldeações possível).
- Você deve especificar a cor da linha e o sentido a cada etapa do percurso.
Por exemplo: "Linha Verde, sentido Cerejeira".

Itinerário 1: Cerejeira até Nogueira

Itinerário 2: Jacarandá até Salgueiro

Itinerário 3: Coqueiro até Nogueira

Itinerário 4: Imbuia até Jacarandá

Itinerário 5: Oliveira até Pau-Brasil

Itinerário 6: Cedro até Sapucaia

© Todos os direitos reservados | SLIDE 8.4

TREINO 9

Planejando uma viagem (modelo A)

( ) No dia da viagem, confira se não esqueceu nada.
( ) Decida a data da viagem.
( ) Arrume as malas de acordo com o clima da cidade.
( ) Reserve a hospedagem em que irá ficar.
( ) Compre a passagem de ônibus.
( ) Decida qual cidade irá visitar.

Qual cidade?	
Qual a data?	
Onde vai se hospedar?	

TREINO 9

Planejando uma viagem (modelo B)

( ) Alguns dias antes, pesquise a previsão do tempo.
( ) No dia da viagem, confira se não esqueceu nada.
( ) Decida a data da viagem.
( ) Arrume as malas de acordo com a previsão do tempo.
( ) Reserve a hospedagem em que irá ficar.
( ) Compre a passagem de ônibus.
( ) Pesquise pontos turísticos na cidade.
( ) Decida qual cidade irá visitar.

Qual cidade?	
Qual a data?	
Qual a previsão do tempo?	
Onde vai se hospedar?	
Quais pontos turísticos pretende visitar?	

TREINO COGNITIVO DE PLANEJAMENTO	**TREINO 9**	𝗔 manole

Planejando uma viagem (modelo C)

( ) Pesquise a previsão do tempo para a data da viagem.

( ) Confira sua *checklist*.

( ) Pesquise preços da passagem de ônibus.

( ) Faça uma *checklist* com itens importantes (documentos, remédios, acessórios)

( ) Decida a data da viagem.

( ) Arrume as malas com o tipo de roupa adequado.

( ) Reserve a hospedagem em que irá ficar.

( ) Compre a passagem de ônibus.

( ) Pesquise pontos turísticos na cidade.

( ) Decida qual cidade irá visitar.

( ) Pesquise preços de hospedagem.

( ) Pense quanto pretende gastar na viagem.

TREINO COGNITIVO DE PLANEJAMENTO	**TREINO 9**	𝗔 manole

Tabela 2	
Qual cidade?	
Qual a data?	
Qual a previsão do tempo?	
Onde vai se hospedar?	
Quais pontos turísticos pretende visitar?	
Quanto pretende gastar? (Hospedagem, passagem, passeios)	

TREINO 10 — manole

Organizar uma mala de viagem (modelo A)

Hoje vamos organizar uma mala de viagem. O local escolhido é uma praia e o período é de um fim de semana.

Regras: cada pessoa terá direito a levar apenas uma mala de tamanho médio.

Categoria	Itens
Vestuário	
Itens de cama e banho	
Higiene	
Outros (lazer, acessórios, remédios, etc.)	

© Todos os direitos reservados

SLIDE 10.1

TREINO 10 — manole

Organizar uma mala de viagem (modelo B)

Hoje vamos organizar uma mala de viagem. O local escolhido é uma praia e o período é de um fim de semana.

Regras:

- Cada pessoa terá direito a levar apenas uma mala de tamanho médio.
- Você deve evitar que sobrem roupas, ou seja, tente levar apenas o que for usar.

Categoria	Itens

© Todos os direitos reservados

SLIDE 10.2

TREINO 10

Organizar uma mala de viagem (modelo C)

Hoje vamos organizar uma mala de viagem. O local escolhido é uma praia e o período é de um fim de semana.

Regras:
- Cada pessoa terá direito a levar apenas uma mala de tamanho médio.
- Você deve evitar que sobrem roupas, ou seja, tente levar apenas o que for usar.
- Você deve especificar a quantidade de cada item (p. ex., 3 camisetas).

Categoria	Itens

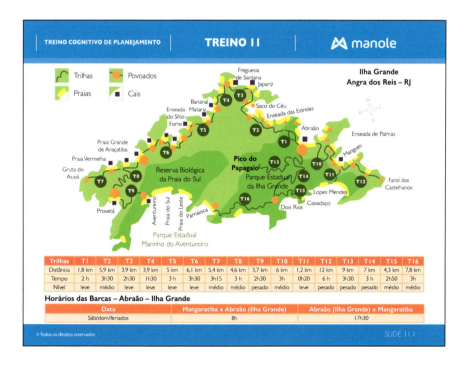

TREINO 11

TREINO COGNITIVO DE PLANEJAMENTO

TREINO COGNITIVO DE PLANEJAMENTO | **TREINO 11** | **M manole**

Planejando um dia em Ilha Grande (modelo A)

Chegada		9h30
Trilha		Até 2 horas
Almoço		2 horas
Lojas		2 horas
Trilha		Até 2 horas
Partida		17h30

© Todos os direitos reservados — SLIDE 11.2

TREINO COGNITIVO DE PLANEJAMENTO | **TREINO 11** | **M manole**

Planejando um dia em Ilha Grande (modelo B)

Chegada		9h30
Trilha		
Almoço		
Lojas		
Trilha		
Partida		17h30

© Todos os direitos reservados — SLIDE 11.3

SLIDES 71

TREINO COGNITIVO DE PLANEJAMENTO | **TREINO 11** | ⋀ manole

Planejando um dia em Ilha Grande (modelo C)

Chegada		9h30
Partida		17h30

© Todos os direitos reservados

SLIDE 11.4

TREINO COGNITIVO DE PLANEJAMENTO | **TREINO 12** | ⋀ manole

Organize rotina e trajeto (modelo A)

Coloque em ordem os cartões com as atividades. Em seguida, coloque a numeração na ordem correta no espaço abaixo.

Ordem das atividades
1-
2-
3-
4-
5-
6-

Almoço	Local: padaria	Horário: 12h	Duração: 45 min
Consulta médica	Local: clínica médica	Horário da consulta: 9h30	Duração: 1 hora
Curso de informática	Local: Centro de Estudos	Horário do curso: 13h às 17h	Duração: 45 min
Pagar conta	Local: banco	Horário de funcionamento do banco: 10h às 16h	Duração: 30 min
Retorno para casa			
Jantar com amigos	Local: restaurante japonês	Horário: 19h	Duração: 2 horas

© Todos os direitos reservados

SLIDE 12.1

TREINO COGNITIVO DE PLANEJAMENTO · TREINO 12 · manole

Organize rotina e trajeto (modelo B)

Coloque em ordem os cartões com os compromissos. Em seguida, faça o trajeto mais rápido para ir a todos os compromissos. Lembre-se de que o ponto de partida é a sua casa.

Ordem das atividades

© Todos os direitos reservados · SLIDE 12.2

TREINO COGNITIVO DE PLANEJAMENTO · TREINO 12 · manole

Consulta médica	Local: clínica médica	Horário da consulta: 9h	Duração: 1 hora
Observação: o médico prescreveu um remédio e recomendou que fosse tomado hoje após o almoço.			

Comprar remédio	Local: farmácia		Duração: 15 min

Pagar conta	Local: banco	Horário de funcionamento do banco: 10h às 16h	Duração: 30 min

Almoço	Local: restaurante japonês	Horário: 12h30	Duração: 1 hora

Curso de inglês	Local: Centro de Estudos	Horário do curso: 15h às 17h	

Jantar	Local: padaria	Horário: 18h30	Duração: 1 hora

Peça "Romeu e Julieta"	Local: teatro	Horário: 20h30	Duração: 2 horas

Retorno para casa			

© Todos os direitos reservados · SLIDE 12.3

SLIDES

TREINO COGNITIVO DE PLANEJAMENTO | **TREINO 12** | **manole**

Organize rotina e trajeto (modelo C)

Coloque em ordem os cartões com os compromissos. Em seguida, faça o trajeto mais rápido para ir a todos os compromissos. Lembre-se de que o ponto de partida é a sua casa.

Ordem das atividades

© Todos os direitos reservados

SLIDE 12.4

TREINO COGNITIVO DE PLANEJAMENTO | **TREINO 12** | **manole**

Treino de corrida	Local: parque	Horário: 8h	Duração: 1 hora
Observação: estava calor e você suou bastante.			
Tomar banho e se arrumar	Local: casa		Duração: 1 hora
Curso de espanhol	Local: Centro de Estudos	Horário: 11h	Duração: 2 horas
Almoço	Local: restaurante japonês	Horário: 13h30	Duração: 1 hora
Sacar dinheiro	Local: banco	Horário de funcionamento: 10h às 16h	Duração: 30 min
Enviar cartas	Local: correio	Horário de funcionamento: 10h às 18h	Duração: 30 min
Observação: no correio, o pagamento deve ser feito em dinheiro e você precisa sacar.			
Comprar flores	Local: floricultura	Horário de funcionamento: 9h às 17h	Duração: 15 min
Comprar sorvete	Local: supermercado	Horário de funcionamento: 7h às 22h	Duração: 30 min
Observação: lembre-se de que o sorvete derrete, não fique andando com ele por mais de 1 hora.			
Jantar com amigos	Local: casa da Rita	Horário: 20h30	Duração: 2h
Observação: é aniversário da sua amiga Rita e você irá presenteá-la com um arranjo de flores. Você também combinou de levar um pote de sorvete.			
Retorno para casa			

© Todos os direitos reservados

SLIDE 12.5

74 TREINO COGNITIVO DE PLANEJAMENTO

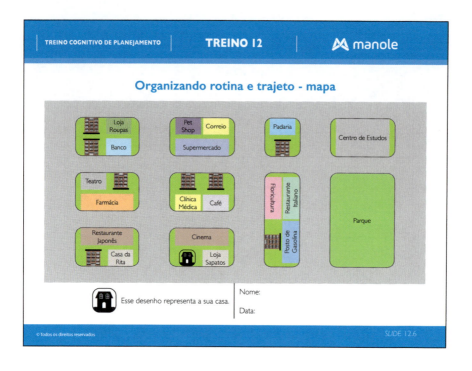